珍本医籍影校丛刊

第一辑 //////////////////////////////////

《疫疹一得》

清·余 霖◎著

卜俊成 李 宁 ——校注

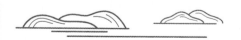

山西出版传媒集团 山西科学技术出版社

图书在版编目（CIP）数据

《疫疹一得》校注／卜俊成，李宁校注 . —太原：
山西科学技术出版社，2024.1
ISBN 978-7-5377-6307-3

Ⅰ.①疫… Ⅱ.①卜… ②李… Ⅲ.①温病—中医治
疗法—中国—清代 Ⅳ.① R254.2

中国国家版本馆 CIP 数据核字（2023）第 174133 号

《疫疹一得》校注
YIZHEN YIDE JIAOZHU

出 版 人　阎文凯
著　　者　清·余　霖
校　　注　卜俊成　李　宁
策 划 编 辑　翟　昕
责 任 编 辑　杨兴华
助 理 编 辑　赵　鑫
封 面 设 计　吕雁军

出 版 发 行　山西出版传媒集团·山西科学技术出版社
　　　　　　地址：太原市建设南路 21 号　邮编：030012
编辑部电话　0351-4922078
发行部电话　0351-4922121
经　　销　各地新华书店
印　　刷　山西基因包装印刷科技股份有限公司

开　　本　880mm×1230mm　1/32
印　　张　10
字　　数　170 千字
版　　次　2024 年 1 月第 1 版
印　　次　2024 年 1 月山西第 1 次印刷
书　　号　ISBN 978-7-5377-6307-3
定　　价　54.00 元

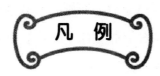

一、选书及其归类原则

《珍本医籍影校丛刊（第一辑）》收录了5本临床实用价值较高的中医古籍善本，包括《女科切要》《儿科醒》《妇科秘方》《疫疹一得》《韩氏医通》。其中《女科切要》以乾隆癸巳年吴道源家刻本为底本，以《黄帝内经》《伤寒论》《金匮要略》等书为他校本；《儿科醒》以中国书店影印上海千顷堂书局本为底本，以《黄帝内经》《伤寒论》《保婴撮要》等书为他校本；《妇科秘方》以清·同治丙寅杜文澜、勒方锜辑录梅氏传本重刻本为底本，以《黄帝内经》《伤寒论》《金匮要略》等书为他校本；《疫疹一得》以道光延庆堂刻本为底本，上海千顷堂书局本为校本；《韩氏医通》以乾隆五十九年修敬堂重刊本为底本，光绪十七年儒雅堂重刻本为校本。

全部著作收入原则：时间为1911年之前；内容富有特色，对中医学术及临床有实用价值；刊印稀少。收入的所有著作为全书，每本分为校注和影印两部分，校注部分以尊重原著、尽量保持原貌为原则，对底本进行了标点、校勘和注释，影印部分原版影印了底本，以便于医家著作留存，供学者、读者等研究。

二、各部组成安排

每本书均有"校注说明"，对本书的校注方法做出明确的说明。收录的各书均予以校勘，除原书序言、目录、正文之外，另设"主要内容"与"原书作者及本书内容和学术价值简介"两项内容。

各子目书前的"主要内容"，简要介绍了该书的内容特色。其后的"原书作者及本书内容和学术价值简介"，尽可能地介绍该书的朝代、作者、书名、成书年代、版本传承情况，扼要点明本书的性质和主要特点，并说明本次校点选取底本与参校本的相关情况。

三、内文排版原则

祖国医学素有"注而不述""以注代述"的传统，历代医家往往通过注解前人著作的方式来阐述自己的观点。为便于读者阅读，区分不同来源的文字，排版时将引述经文或作者原文排为大字宋体，作者注文排为小字楷体；重订者或注解者的按语、注文亦排为小字楷体，如有两种并存，则按成文先后顺序分别采用大字、小字；眉批或旁注据文义插入相应正文之后，排为仿宋体，前后用鱼尾括号(【　】)括注以为标记。

本丛书有大量影印底本的图片，均采用原图修饰后配入。

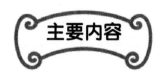

主要内容

　　《〈疫疹一得〉校注》为对清代温病学家余霖运用中医药诊治疫病经验的整理、校勘和注释，共上、下两卷，分为校注和影印两部分。全书包括参合六十年客气旁通图、运气便览、运气之变成疾、论四时运气、论疫与伤寒似同而异、论伤寒无斑疹、疫疹穷源、疫疹案、论疫疹之脉不宜表下、论疫疹因乎气运、疫疹之症、瘥后二十症、瘟毒发疮、娠妇疫疹、疫疹之形、疫疹之色、疫疹不治之症、疫疹诸方、验案等内容。余霖在该书中专治燥热之疫，自成一派；细列疫病鉴别，便于诊断；详述辨证加减，突出实用，并重视运气在疫病诊治中的影响，重视以脉症结合为纲诊治疫病，重视大剂量应用石膏等治疗疫病。全书医理清晰，医论精要，方药精确，治验翔实，对于研究清代医家疫病诊治学术思想，以及当今运用中医药诊治疫病和促进疫病的康复，具有极其重要的指导意义。

1

原书作者及本书内容和学术价值简介

一、原书作者生平

余霖，字师愚，安徽桐城（一说江苏常州）人，清代著名温病学家，具体生卒年月不详，大约生活在清·雍正、乾隆及嘉庆（1723—1821年）时期。其深受经世济民等中国正统价值观影响，自幼苦读《论语》《孟子》《大学》《中庸》等四书五经，渴求借助科举之路实现自身"隐居以求其志，行义以达其道"（《自序》）的人生理想和社会价值。然而，在奋力勤勉学习二十多年后，余霖的科举之业仍未取得满意收获。此时，他才幡然醒悟，认为自己本就没有出类拔萃的才能，更非国之栋梁，于是转为以医为业，"力学二十余年，屡蹶名场，翻然自顾樗栎之资，原非国器，奈何犹穷经皓首，终为童子试哉？于是究心《灵》《素》，志在岐黄"（《自序》）。

1

在他看来，医乃仁业，虽然属于传统价值观中的礼乐政教以外的技艺，但是也能寄托自己的志向，通过治病救人实现悬壶济世的人生目标，"医虽小道，亦足以行吾艺耳"（《自序》）。

余霖由学儒转为习医后，深研《灵枢》《素问》《伤寒论》《金匮要略》等中医经典著作，遍览大方脉、小方脉、妇人、疮疡、针灸、眼、口齿、咽喉、伤寒等十三科医学文献，以及诸子百家的代表性著作，"遍览一十三科，以及诸子百家，各穷元妙"（《自序》）。在丰厚的儒学知识积淀和广博医学知识素养的背景下，其学医触类旁通，很快就能开方遣药，驰骋杏林。在习医和从事医学实践的过程中，余霖发现，医圣张仲景在著作《伤寒论》中论述伤寒的治法全而广，但是针对疫病的治疗，则未曾涉及，致使后代医家纷纷以伤寒立论，导致很多疫病病人因误诊而亡，令人扼腕叹息。"以致后人纷纷立说，祖述宪章，俱以伤寒立论，其于热疫一症，往往略而不讲……无非伤寒及其临症，只就伤寒一例治之，不知其为疫也。流弊于人，沦肌浃髓，举世同揆，万人一法……死者不知何病以死……可胜慨哉！"（《自序》）

乾隆甲申（1764年），正客居河南开封以行医为业的余霖，接到其父感染疫病，被群医所误而不幸病逝的消息后，迅速回乡奔丧。其翻看父亲生前当地医生所开具的药方，发现皆用治疗伤寒的法则用药，深感悔恨，认为世上必定存在能治疗时疫的方药，待找到后一定会公布于众，来告慰父亲的在天之灵，以及造福更多因疫而病的人们，"检视诸方，总不外此三法，抱恨终天，曷其有极？思于此症，必有以活人者，公之于世，亦以稍释予怀"（《自序》）。后来，余霖在重读本草著作时，反复思考揣摩"石膏性寒，大清胃热，味淡而薄，能表肌热；体沉而降，能泄实热"等内容，最终认为"非石膏不足以治热疫"（《自序》）。在随后四方游历和客居北京的行医过程中，凡是遇到热疫病人，余霖都结合五运六气理论，用以石膏为君药而发明的治疫专方——清瘟败毒饮进行大剂治疗，多能药到病除，人称"余大剂"。"遇有其症，辄投之，无不得心应手。三十年来，颇堪自信，活人所不治者，笔难磬述。"（《自序》）"三十年来，自南而北，所全活人，殆不可以数计。"（《蔡序》）

　　在清代的临床中，医生治病多以喜好温补、畏惧寒凉为基本原则，且用药剂量轻小。余霖治疗疫病，在张仲景的伤寒病治疗体系和用药原则之外，开拓了以重用石膏等寒凉药为基本圭臬的治疫新道路，无疑冲撞了当时医生治疗疾病的基本价值观，深受抨击，"虽然其效若此，人犹起而非之，何也？彼岂乐死恶生哉？狃于所习见，而震于所不知耳。复以其用药之过峻，程分之过重，皆昔人所未有也"（《张序》）。其好友吴贻咏在序言中记载道："然存活日多而谤者日益众""谤之者谓'师愚非石膏不立剂'。"（《吴序》）以至于，后来竟然有很多医生认为，在治疗疫病时，以用余霖所重用的石膏为大忌，"并谓'石膏为断不可用'"。由此可见，余霖在治疗疫病方面所取得的成效之显和影响之大，以及其他医生不以病人病情为根本选择用药，而以成见为标准来开方用药的狭隘及愚昧。

当然，在以疗效为度量衡的现实情况下，余霖治疗疫病的经验也得到了部分医家和社会贤达的支持及称赞。如深谙医道，时任长芦候补盐运司知事的庄锦制在序言中对余霖用药的疗效给予充分肯定，"此书用药过重，予每临症，或暂去一二味，或大减分量。即如石膏，或煅用，或生用，由三五钱以至二三两，无不应手辄效"（《庄序》）。清代著名学者、文学家纪晓岚在著作《阅微草堂笔记》中，也曾记载余霖在京城行医的事迹："乾隆癸丑春夏间，京中多疫。以张景岳法治之，十死八九；以吴又可法治之，亦不甚验。有桐城一医，以重剂石膏治冯鸿胪星实之姬，人见者骇异。然呼吸将绝，应手辄痊。踵其法者，活人无算。有一剂用至八两，一人服至四斤……"据清代著名温病学家王孟英所言及后人考证，"桐城一医"即余霖。

余霖在仁慈济世理念指引下，考虑到"一人之治人有限，因人以及人无穷"，乾隆五十九年（1794年），其"参合司天大运，主气小运"，把毕生从医所学所思所悟，著成《疫疹一得》一书，自序刊行。由于种种原因，该书初刊后流传不广。后经裴奉辰、庄锦制等多次重刻，该书才得以广泛流传，保存至今。

二、本书内容与特色

（一）本书内容

《疫疹一得》分为卷首和上、下两卷。其中，卷上包括参合六十年客气旁通图、运气便览、运气之变成疾、论四时运气、论疫与伤寒似同而异、论伤寒无斑疹、疫疹穷源、疫疹案、论疫疹之脉不宜表下，以及头痛倾侧、骨节烦痛腰如被杖、遍体炎炎、静躁不常、火扰不寐、周身如冰等52种疫疹之症共11篇内容。

卷下包括四肢浮肿、大便燥结、皮肤痛痒、半身不遂、食少不化、惊悸等瘥后二十症，瘟毒发疮，娠妇疫疹，疫疹之形，红活、淡红、深红等疫疹之色，疫疹不治

5

之症，败毒散、凉膈散、清瘟败毒饮等疫疹诸方，紫黑相间治验、紫黑呕逆治验、昏聩呃逆治验等11则验案共8篇内容。

（二）本书特色

1.专治燥热之疫，自成一派。《疫疹一得》专论燥热之疫的治疗，且突破了当时世医治疫重用温补，畏惧用寒凉药物的藩篱，在理论、治则、治法上提出了自己独具特色的学说，自成一派，在温病学历史上具有重要意义，如其在书中记载："乾隆戊子年，吾邑疫疹流行，一人得病，传染一家，轻者十生八九，重者十存一二，合境之内，大率如斯……予因运气，而悟疫症乃胃受外来之淫热，非石膏不足以取效耳。且医者，意也。石膏者，寒水也。以寒胜热，以水克火，每每投之，百发百中。五月间，余亦染疫，凡邀治者，不能亲身诊视，叩其症状，录受其方，互相传送，活人甚众。癸丑京师多疫，即汪副宪、冯鸿胪亦以予方传送，服他药不效者，俱皆霍然。"（《论疫疹因乎气运》）

2.细列疫病鉴别，便于诊断。余霖认为，当时世医正是因为将伤寒与疫病症状混为一谈，以伤寒治法治疗疫病，所以才屡不得验。因此，其在书中详细列举了疫病发生后的52种症状，与伤寒症状一一对比，加以区别，方便临床诊断，如"头额目痛，颇似伤寒，然太阳、阳明头痛，不至于倾侧难举。而此则头痛如劈，两目昏晕，势若难支。"（《疫疹之症·头痛倾侧》）"骨与腰，皆肾经所属。其痛若此，是淫热之气，已流于肾经。误用表寒，死不终朝矣。"（《疫疹之症·骨节烦痛腰如被杖》）"在伤寒过汗，则为亡阳，而此则不然。盖汗者，心之液，血之所化也。血生于心，藏于肝，统于脾。血被煎熬，筋失其养，故筋肉为之瞤动。"（《疫疹之症·筋肉瞤动》）此外，书中还详细列举疫病痊愈后的20个常见症状，启迪医家临床诊治加以区别，如"瘥后四肢浮肿，因大病脾土受伤，脾虚不能制水，饮食骤进，气血滋荣，流于四肢，夜则如常，日则浮肿，脾健自愈。误用温补，反添蛇足。"（《瘥后二十症·四肢浮肿》）

3.详述辨证加减，突出实用。余霖在书中客观评价金代刘完素、清代吴又可等医家诊治疫病的经验，结合临床实践提出自己的相关疑问，引出在积极借鉴熊恁昭治疗热疫之验的基础上，创制的以治疗疫病"一切火热，表里俱盛，狂躁烦心，口干咽痛，大热干呕，错语不眠，吐血衄血，热盛发斑"为主的清瘟败毒饮。同时以清瘟败毒饮为主方，详列治疗疫病常见52个症状的加减药物，便于临床应用，如"头痛倾侧，本方加石膏、元参、甘菊花。骨节烦痛腰如被杖，本方加石膏、元参、黄柏。遍体炎炎，本方加石膏、生地、川连、黄芩、丹皮。"（《疫疹诸方·清瘟败毒饮》）此外，书中还详细列举了11则作者治疗疫病的具体医案，便于为读者精准把握疫病诊治法则提供有效参考。

三、学术价值

《疫疹一得》是我国清代医家余霖诊治疫病经验的集中体现，全书医理清晰，医论精要，方药精确，治验翔实，对于研究清代医家疫病诊治学术思想，以及当今运用中医药诊治疫病和促进疫病的康复，具有极其重要的指导意义。为此，特将该书学术思想简要总结如下：

1.重视运气在疫病诊治中的影响。余霖重视五运六气在中医诊治疫病中的应用，认为"疫症之来，有其渐也；流行传染，病如一辙。苟不参通司天大运，主气小运，受病之由，按经络源流而施治，焉能应手取效"（《论四时运气》）。其在书中详列六十年客气旁通图和天干地支纪年法中五运六气情况，以及药之主宰，便于临床查阅应用。在对疫病发生原因的认识方面，认为运气是发生疫病的原因，运气可以变衍为火毒，当机体胃气处于衰败之时，就可感受火毒疠气而发病，如"夫五运六气，乃天地阴阳营运升降之常也。五运流行，有太过不及之异；六气升降，则有逆从胜复之差……一岁之中病症相同者，五运六气所为之病也。"（《运气之变成疾》）"疫症者，四时不正之疠气。夫疠气，乃无形之毒，胃虚者感而受之。"（《论疫疹之脉不宜表下》）在对疫病治疗的认识方面，书中认为，疫乃无形之毒，重用硝、黄，则"难以当其猛烈，重用石膏，直入戊己，先捣其窝巢之害，而十二经之患自易平矣，无不屡试屡验"（《疫疹穷源》）。

2.重视以脉症结合为纲诊治疫病。余霖主张以脉症结合为纲诊治疫病，如"瘟毒发斑，毒之散者也；瘟毒发疮，毒之聚者也……种种形状，总是疮症，何以知其是疫？然诊其脉，验其症，而即知也。疮症之脉洪大而数，疫则沉细而数；疮症先热后寒，疫则先寒后热；疮症头或不痛，疫则头痛如劈，沉不能举，是其验也。稽其症，有目红面赤而青惨者，有忽汗忽燥者，有昏愦如迷者……神情多端，大都类是，误以疮症治之，断不能救。"（《瘟毒发疮》）通过详辨斑疹形状和色泽来判断疫病预后，如他认为，疫病的斑疹形状有浮、松、紧、束等，色泽有淡红、深红、艳红、紫红等，如"予断生死，则又不在斑之大小、紫黑，总以其形之松浮、紧束为凭耳。如斑一出，松活浮于皮面，红如朱点纸，黑如墨涂肤，此毒之松活外现者，虽紫黑成片可生；一出虽小如粟，紧束有根，如履底透针，如矢贯的，此毒之有根锢结者，纵不紫黑亦死。苟能细心审量，神明于松浮紧束之间，决生死于临症之顷，始信予言之不谬也"（《论伤寒无斑疹》）。

3.重视大剂量应用石膏等治疗疫病。针对燥热之疫的治疗，余霖根据疫病传染强烈和传变迅速的特点，认为用药含混或病重药轻，都不能达到迅速拯救病人的目的，主张面对恶候，临床用药不可稍存疑虑，应该"用药必须过峻，数倍前人"（《论四时运气》）。他还认为，具体的药量应用需根据病情的轻重而定，如治疗燥热之疫，可分为大、中、小剂应用清瘟败毒饮，如"生石膏（大剂六两至八两，中剂二两至四两，小剂八钱至一两二钱），小生地（大剂六钱至一两，中剂三钱至五钱，小剂二钱至四钱），乌犀角（大剂六钱至八钱，中剂三钱至四钱，小剂二钱至四钱），真川连（大剂六钱至四钱，中剂二钱至四钱，小剂一钱至一钱半）"（《疫疹诸方·清瘟败毒饮》）。

四、版本及整理校注说明

《疫疹一得》初刊于乾隆五十九年（1794年）。现存清·道光八年（1828年）庄氏延庆堂重刻本、光绪五年（1879年）刻本、光绪十年（1884年）敬直堂刻本、1956年人民卫生出版社影印延庆堂重刻本、1990年中国书店影印延庆堂重刻本、2002年上海古籍出版社《续修四库全书》清抄本等，本次校注以道光八年延庆堂重刻本为底本，以1956年人民卫生出版社影印本为参校本，以尊重原著、尽量保持原貌为原则，对底本进行了标点、校勘和注释。同时原版影印清·道光八年延庆堂重刻本，以便于医家著作留存和供学者、读者等研究。主要校注原则和体例具体如下：

1.底本为繁体字竖排，本次整理改为简体字横排，并加以规范的现代标点符号。

2.底本有误，据校勘依据出是非校记；底本与校本互异，义均可通，底本义胜者不出校记，校本义胜者出校记。

3.凡底本中的异体字、俗体字、古今字径改为通行简化字。通假字保留，在首处出注，并予以书证。

4.底本中的冷僻费解字予以注音，采用汉语拼音加同音字注音的方法。对费解的字和词、成语、典故等，予以训释，用浅显的问句解释其含义，力求简洁明了，避免烦琐考据。

5.底本中的方位词"右""左"在表示"上""下"之意时，径改为"上""下"，不出校记。

6.底本字形属于一般笔画之误，如"日"与"曰"，"未"与"末"等，根据文意直接改正，不出校记。

7.为便于阅读和加以区别，根据撰序言者姓氏，将底本中"自序"前四篇序言分别统一命名为"庄序""蔡序""张序""吴序"。

8.底本目录原分置卷上、卷下前，今统一移至全书序言前，同时删去底本目录前分别标注的"《疫疹一得》（卷上目次），桐溪师愚氏余霖辑著""《疫疹一得》（下卷目次），桐溪师愚氏余霖辑著"。

9."疫疹提要"原置于卷上末尾，为便于阅读和了解全书内容，今移于卷上前，同时根据提要内容，分别命以"卷上""卷下"标题，加以区别。

10.将"疫疹提要"卷上、卷下提要中每段表示数量的"一"，分别统一为"一""二""三""四""五""六""七""八""九"等。

11.底本中未标示"运气便览"一节目录，今据底本正文内容，在目录中分别增补小节题目"运气便览"，及子题目"五运""六气""寸尺不应""药之主宰"。

12.底本中未标示"验案"目录，今据底本正文内容，在目录中分别增补小节题目"验案"，统一去掉每则治验标题前的"附一"二字，分别规范题目为"紫黑相间治验""紫黑呕逆治验""昏聩呃逆治验""疫中带血治验""目闭无声治验""谵妄若有所见治验""昏闷无声治验""鼻血泉涌治验""嘴唇焮肿治验""舌甲治验""半身不遂治验"。

13.据文意，将底本目录中小节标题"运气之变成疫"统一为底本正文中"运气之变成疾"；将底本目录中小节标题"四时逆冷"统一为底本正文中"四肢逆冷"；将底本目录中小节标题"耳后肿硬"统一为底本正文中"耳后硬肿"；将底本目录中小节标题"咬牙错齿"统一为底本正文中"咬牙"；将底本目录中小节标题"喜睡"校勘为底本正文中"喜唾"。

14.据文意，将底本正文中小节标题"疫疹因乎气运"统一为底本目录中"论疫疹因乎气运"；将底本正文中小节标题"大便结燥"统一为底本目录中"大便燥结"；将底本正文中"加味六珍汤"统一为底本目录中"加味六君子汤"。

15.底本古今意思相同但写法不同的字词，统一按照现今习惯写法。内容大致如下："癍疹"为"斑疹"，"舌丁"为"舌疔"，"烦燥"为"烦躁"，"只壳"为"枳壳"，"白密"为"白蜜"，"山查"为"山楂"等。

本书校注工作的顺利进行得益于家人的鼎力支持。由于校注者水平有限，错漏之处在所难免，恳请读者批评指正。

卜俊成　李　宁

2023年1月于郑州

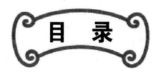

目　录

瘟疫一症，古无专书，不过微见其意于伤寒书中。世人咸熟读伤寒，以为百病俱不外于六经，讲明伤寒，余症悉可类推。不知瘟疫四时皆有，伤寒惟冬至后间或有之。是伤寒甚少，而瘟疫十居八九。伤寒是寒，瘟疫是热，其感受施治，有霄壤之分。若以伤寒方治瘟疫罔不毙者，此吴又可先生《瘟疫论》所以作也。由是杜清碧①、马长

1

① 杜清碧：即杜本（1276—1350 年），字伯原，又字原父，号清碧，元代医家，清江县（今江西清江）人，祖籍京兆（今陕西西安）。其于正元年（1341 年）著成《敖氏伤寒金镜录》，论述各种舌苔所主证候及治法，如提出"将瘟舌"等，该书是我国现存最早的舌诊专著。

公①、景松崖②、戴天章③、熊恁昭④诸君继起，宗仰吴氏，各出手眼，推阐发明，著有成书，瘟疫一门于斯详备，活人实多。

予总角⑤时即蒙庭训，留心医道，每遇疫症，往往幸中，惟值瘟疹，遵用成方，未能悉见效验，心窃疑之。甲子秋，得乡前辈余师愚先生《疫疹一得》，谓"疫乃无形之毒，宜用石膏，不宜用硝、黄"等语，卓识尤在吴、杜

----

① 马长公：即马应麟，名又作印麟，字长公，自号好生主人，清代医家，山东益都县（今山东青州）人。其七世祖马晟曾任明代衡藩良医正，数传至印麟，年八十余岁时，著有《瘟疫发源》等。

② 景松崖：即景嵩崖，名景日昣（1661—1733 年），字冬（一作东）旸，号嵩崖，清代官员、医家，河南登封人，康熙三十年（1691 年）进士，官至户部侍郎。其少习儒，因母病亦精研岐黄，并以医易同源，亦参易理，著有综合性医书《嵩崖（一作厓）尊生》（又名《嵩崖尊生全书》）十五卷，书中记载有治疗瘟疫的方药。

③ 戴天章：字麟郊，号北山，清代医家，江苏上元人。其初习儒，精读诸子百家，于格物致知之学，亦无不涉猎，天文、历算，悉皆探索，尤精研医理，活人颇众，医德高尚，著有《广瘟疫论》（又名《广温热论》）。

④ 熊恁昭：里籍不详，清代医家，著有《热疫志验》。

⑤ 总角：童年时期，幼年。

诸君子上。予茅塞顿开，珍如拱璧^①，以之治疫与疹，奏效尤多。

近年需次^②芦醝^③，见误于此症者不一而足，偶语契好^④诸君子，咸谓此书不宜独秘，遂助金付梓，以广其传。或师愚先生寿世苦心，实有以自寿故耶，较予一手之奏效，自相去远矣。

此书用药过重，予每临症，或暂去一二味，或大减分量。即如石膏，或煅用，或生用，由三五钱以至二三两，无不应手辄效。惟书中谓"伤寒有耳聋，瘟疫无耳聋"一条，系千虑之一失。予每见瘟疫，亦有耳聋，以其方治之，亦极神效。阅是书者，幸毋以此一语印宁^⑤耳目，想知者亦必有以辨之。

3

---

① 拱璧：泛指珍贵的物品。

② 需次：旧时指官吏授职后，按照资历依次补缺。

③ 芦醝（cuó 痤）：醝，指盐。芦醝，此处即为长芦盐运司相关职位的简称。

④ 契好：交好。

⑤ 印宁："宁"，同"定"，"印宁"谓固定不变。

是为序。

时道光戊子岁七月既望^①

长芦候补盐运司知事^②毗陵^③庄锦制亭氏书于津门旅次

① 既望：指每月农历十六日。

② 长芦候补盐运司知事：长芦盐运司，官名，明初设置，驻河
间府沧州之长芦镇（今河北沧州），清·康熙十六年（1677 年）
运司移驻天津，主要掌管直隶湾（北起山海关，南至老黄河
口）一带的盐业生产、保卫滩坨、巡查滩私、整理场务。庄
氏撰写此序言时为候补长芦盐运司知事。

③ 毗陵："毗"同"毗"，毗陵为今江苏常州。

蔡 序

　　轩岐之世，人无疵疠①，论述阙如。后之医者，递著方书，而于疫疹一门，未开生面。独张氏仲景，略见其绪于《伤寒论》内，然亦语焉②而不详。以故世之言医，大率与伤寒类治，所谓"失之毫厘，差之千里"，致令偶婴③沴④疠者，不死于病而死于医，岂其不务活人哉？由其所谓"辨症立方"者中，寔⑤茫无一得故也。

　　桐城余师愚先生与予同客都下，订忘年之交，历二十余年，今年且将七十矣。得摄生之术，貌古而神腴。少时奋志读书，有不可一世之概，而屡踬⑥名场，乃喟然曰：不

----

① 疵疠：灾害疫病；灾变。

② 语焉：虽然提到了，但说得不详细。

③ 婴：触，缠绕。

④ 沴（lì力）：旧谓天地四时之气不和而生的灾害。

⑤ 寔：通"实"，确实；实在。

⑥ 踬（zhì至）：事情不顺利，受挫折。

为良相，当为良医，古人其诏我哉。遂弃举子业，专务岐黄，然犹未得出人一头地。

岁甲申，桐邑中人，大率病疫。时先生方游大梁，痛其尊人为群医所误，乃益肆力①于古人书，研究于阴阳寒暑，及气运主客之分，纤悉无遗②，而后恍然有悟，独于疫疹一门，神而明之，实能辟前人之所未见未闻者，逆之则死，顺之则生。三十年来，自南而北，所全活人，殆不可以数计。

忆丁酉岁，予为农部唐尧峰先生校书，寓之西有亭，时李万仞、赵象九明府③皆下榻于此。予病，卧床数月，服象九方未验。万仞素知先生者，为予延之。起我沉疴，先生之力也。尧峰、象九年少于先生，不数年间，皆先后卒于官。万仞以其子宦黔，走万里外。嗟乎！曾几何时，而已不胜今昔之感矣。予则于壬子夏五，谒选④入都，家人半染疫，先生治之，辄霍然已。是岁，都门故多时疫，凡活于先生手者，十室而九。盖于此道中，诚不啻⑤三折

---

① 肆力：尽力。

② 纤悉无遗：形容极为详尽、全面。

③ 明府：唐代以后多用于专称县令。

④ 谒选：官吏赴吏部应选。

⑤ 不啻：无异于，如同。

肱①矣。

爰以其数十年之苦心孤诣，著为一书，名之曰《疫疹一得》。盖犹抑然其心，第②以为千虑之一得云耳。然予以为庖牺之卦，始于一画；孔门之道，精于一贯，人特患无此一得耳。今先生挟此一得，以治一人而一人治，以治千万人而千万人治，则所谓是万还一，一实万分者。胥③于是乎在，以视夫世之漫然尝试者，果何如耶？乃先生以所独得于心者，不肯私之于己，而必欲公之天下，仁人之用心固如是也。所愿是集梓行，俾世之悬壶者，咸得先生之一得，以辨症而立方，当此升平之世，不益跻斯人于仁寿矣乎？

予友黄光亭者病笃，予梦一长者曰：余方用至某药则黄病可愈。醒而志之，果验。同时以梦延先生诊者，皆历历有奇效。而或者曰：梦，幻境也，独于先生有不爽者。

乾隆五十九年岁次甲寅夏至前一日

赐进士出身，即选县令，愚弟蜀西吕桥居士蔡曾源拜书于

长安客次

---

① 三折肱：古有"三折肱为良医"之语，因以"三折肱"指代良医。

② 第：但是。

③ 胥：皆；都。

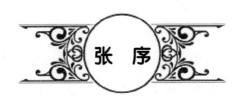

张　序

予素不知医而能言医。凡医以愈病也，服其药而病愈，虽百口非之，而于病者何损？服其药而病不愈，虽百口是之，而于病者何益？则言医莫若先言其效，医有立效，莫若我师愚余先生也。

然世之非之者曰：其效者寡，而不效者多；其效者暂，而不效者常也。甚或曰：其效幸，而不效者则不可救也。为斯语者，亦知夫效寡、效暂、效幸乎？疗百病而一瘥之则为寡，立百方而验一方则为暂，不究其源而适逢其会则为幸。安有预立其方，先言其症，或断以三日而加剧、五日而加剧、七日而加剧？且症在危险，他医束手；辨在疑似，他医莫决，先生则毅然任之，确然信之，大声疾呼曰：服则得生，不服则死。咸如其言，历历不爽，甚至抄其方而亦愈，饮其药滓而亦愈。其效若此，犹得非之曰寡、曰暂、曰幸哉？

虽然其效若此，人犹起而非之，何也？彼岂乐死恶生哉？狃[①]于所习见，而震于所不知耳。复以其用药之过峻，程分[②]之过重，皆昔人所未有也。予初亦疑焉，适寓有病人，医之无不立效，荐医他人而又效，嗣乃历荐而罔不效。有合家疑之，而予独委曲以征其信；群医驳之，而予独固执以证其是，幸而信予者皆得痊，然口众我寡，安得执途人而遍告之？

此《疫疹一得》之书，之所以付梓也。如梓而得行，则传之有人，而痊者必多；治之有人，而愈者必常；习之有人，则共知其所以然，而不訾[③]以为幸矣。庶几乎予非阿好我师愚也，亦可见信于众矣。

乾隆五十九年岁次甲寅仲秋月
诰授荣禄大夫，刑部左侍郎，同乡姻弟张若溎顿首拜撰

① 狃（niǔ扭）：因袭，拘泥。
② 程分：程，度量；计量，程分指用量。
③ 不訾（zǐ子）：不加诋毁。

吴 序

　　医之为言意也，意可传而不可传，要不离乎理者近是①。予友余君师愚，儒也，即医也。忆予应童子试②，适郡城辄与师愚俱，当青鞋布袜客邸谈心时，其意既已异矣。已而连试不利，弃儒为医，遂挟其技，游都下。

　　予甲辰至京，见其车马仆从甚盛，自王公以下，无不折节相向，心异之，然犹未察其意也。甲寅寓青岩师宅，距师愚居不数武③，晨夕过从。时久无雨，暑气盛行，人多疾病，病则必死，医家齐束手不治。师愚辄予以石膏、黄连等剂，无不立效，其得之则生，不得则死者，不可更仆数。而予门下奎氏兄弟，一存一夭，尤属明征。盖其意犹

---

① 近是：对某种情况、某种事物做接近肯定的判断。

② 童子试：即童试，科举时代参加科考的资格考试，在唐、宋时称州县试；明、清称郡试，包括县试、府试和院试三个阶段的考试。

③ 武：半步。

是按脉切理之意，而神明变化不可端倪，有非意之所能尽者，医技也进乎道矣。

　　然存活日多而谤者日益众。夫师愚无必用石膏之意，而有必用石膏之症。观入秋数月以来，未尝轻用凉剂，其意亦可见矣。乃谤之者谓"师愚非石膏不立剂"，是诬人；甚至以谤师愚之故，并谓"石膏为断不可用"。是《本草》之载是药，神农之尝是药，均不得为无过，岂不更诬药哉？诬人既已不可，诬药而愚者信焉，妄者传焉，虽遇热症凶危，辄仍以柴胡、桔梗当之；不效，则投以丹、芩；又不效，则投以人参、桂、附，至于一误再误，死而后已。医者犹诩诩得意曰：非我也，命也。是以谤师愚之故，而累及无辜，置人之生死于弗顾也，岂不大可叹哉！

　　予非有阿于师愚，顾窃闻孟子之言曰：若药不瞑眩，厥疾不瘳。苟药未至于瞑眩，疾已验其大瘳，则亦庶乎有以得其意也。何也？师愚，儒也，非医也，此意将遍语同人。适师愚《疫疹一得》之书成，因书是弁之，聊以为一得之一助云。

　　　　　　　　　　　乾隆五十九年岁次甲寅菊月下澣[①]
　　　　　　　　　　　　　种之愚弟吴贻咏顿首拜撰

---

①　下澣（huàn 换）：澣同"浣"，下澣指农历每月下旬。

自 序

　　幼读鲁论①，至"隐居以求其志，行义以达其道"，即心焉志之，曰：丈夫不当如是耶？愿窃比焉。力学二十余年，屡踬名场②，翻然自顾，樗栎③之资，原非国器④，奈何犹穷经皓首，终为童子师哉？于是究心《灵》《素》，志在岐黄。医虽小道，亦足以行吾艺耳。遍览一十三科，以及诸子百家，各穷元妙，独伤寒一门，张氏仲景以为急病，辨症稍差，夭折生命，论载三百九十七法，一百一十三方，以济天下后世，其用心可谓仁矣。

　　至于疫疹，多于伤寒百倍，安忍置而勿论哉？夷考⑤其

---

① 鲁论：指《论语》。

② 名场：指科举的考场，以其为士子求功名的场所，故称。

③ 樗栎（chū lì 出力）：喻才能低下；用为自谦之辞。

④ 国器：旧指可以治国的人材。

⑤ 夷考：考察。

时，或未有疫欤？抑或仲景之书，原有一十六卷，今世只传十卷，而疫疹一门，亦在遗亡之数欤？以致后人纷纷立说，祖述宪章，俱以伤寒立论，其于热疫一症，往往略而不讲。是以业斯道者，所诵所传，连篇累牍，无非伤寒及其临症，只就伤寒一例治之，不知其为疫也。流弊于人，沦肌浃髓①，举世同揆②，万人一法。究之，死者不知何病以死，生者不知何药以生，抚今思昔，可胜慨哉！

乾隆甲申，予客中州，先君偶染时疫，为群医所误，及奔丧回里。检视诸方，总不外此三法。抱恨终天，曷其有极？思于此症，必有以活人者，公之于世，亦以稍释予怀。因读《本草》言石膏性寒，大清胃热，味淡而薄，能表肌热；体沉而降，能泄实热。恍然大悟，非石膏不足以治热疫。遇有其症，辄投之，无不得心应手。三十年来，颇堪自信，活人所不治者，笔难罄述。

窃思一人之治人有限，因人以及人无穷。因不揣鄙陋，参合司天大运，主气小运，著为《疫疹一得》，欲以刍荛③之见，公之于人，使天下有病斯疫者，起死回生，咸

13

---

① 沦肌浃髓：透入肌肉和骨髓，比喻感受深刻。

② 同揆：同一法则，同一道理。

③ 刍荛（ráo ráo）：浅陋的见解，多用作自谦之辞。

登寿域，予心庶稍安焉。敢以著书立说，自矜①能事耶?

乾隆五十九年岁次甲寅季春月

桐溪师愚氏余霖自叙

① 自矜：自负；自夸。

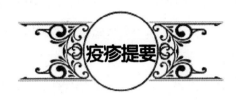

疫疹提要

卷上

一、伤寒太阳、阳明头痛，不至如劈，而疫则头痛如劈，沉不能举。

二、伤寒无汗，而疫则下身无汗，上身有汗，头汗更甚。

三、伤寒太阴自利者，腹必满；疫症自利者，腹不满。

四、伤寒不发斑。瘟疫乃发斑，斑红如朱点纸，黑如墨涂肤，虽紫黑一片，可生；若紧束有根，如履底透针，如矢贯的，纵不紫黑，亦死。

五、瘟疫，熊恁昭治法，首以败毒散去其爪牙，继用桔梗汤退胸膈及六经之热，最为良法。

六、疫疹不可表散，表则必死。

七、疫症阳极似阴，妄投参、桂，死如服毒，遍身青紫，鼻口流血。

八、执伤寒之法以治疫症，万无不死之理。

九、疫症头痛倾侧，误用辛香表散，必转闷症。

十、疫症骨节烦痛，腰如被杖，误用表寒，死不终朝矣。

十一、遍体炎炎，一经清解而疹自透，妄肆发表，必致内伏。

十二、疫症阳极似阴，周身如冰①，倘遇庸手，妄投桂、附，药不终剂，死如服毒。

十三、疫症四肢逆冷，重清脾热，手足自温。

十四、疫症胃热不食，胃气一清，自能饮食。

十五、疫症腹痛，或左或右，或痛引小腹，乃毒火冲突，发泄无门。若按寻常腹痛，分经络而治之，必死。如初起，只用败毒散或凉膈散加黄连，其痛立止。

十六、疫疹冷气上升，此乃热极之征，火极水化，非真冷气也。

十七、疫疹满口如霜，舌必厚大，此火极水化，误用温表，旋即变黑。

十八、疫症燎泡，发于面上，大小不一，有红有白，

---

① 冰：底本作"水"，今据文意校勘。

有紫黑相间，痛不可忍，破流清水，亦有流血水者，治同大头。

十九、腮肿不急清解，必成大头。

二十、疫症耳中出血者，不治。

二十一、疫症红丝绕目，治宜重清脾热，兼治肺、肾、肝三经，而红自退，误以眼科治之，为害不浅。

二十二、疫症舌上白点如珠，较之紫赤黄黑，古人谓之芒刺者更重。

二十三、疫症舌如铁甲，乃妄投温表所致，治之得法，其甲整脱。

二十四、疫症舌疔，或红或紫，大如马乳，小如樱桃，三五不等，流脓出血，重清心火，舌上成坑，愈后自平。

二十五、疫症愈后，舌出寸余，累日不收，名曰阳强，因犯房劳而得，长数寸者，不治。

二十六、疫症似利非利，只宜清热利水，误用通利止涩之剂，决不可救。

卷下

一、痊后四肢浮肿，夜则如常，脾健自愈，毋须温补。

二、瘄后十日半月不大便，亦无所苦，误用通利，死不终朝矣。

三、瘄后皮肤或痛或痒，宛如虫行，最是佳境，不过两三日气血流通。

四、瘄后半身不遂，热滞经络，误作痿治，必成废人。

五、瘄后不欲饮食，宜健脾养胃。

六、瘄后有声不能言，此水亏不能上接于阳也。

七、瘄后郑声，乃气虚也。

八、瘄后喜唾，不能自止者，胃中有寒也，宜温之。

九、瘄后吐津不止，犹有余热，宜用梅枣丸噙之，立愈。

十、瘄后多言，乃胃家犹有余热。

十一、瘄后遗精，心肾气虚，不能管摄也。

十二、瘄后易于恐惧，犹有余热也。

十三、瘄后终日昏昏不醒，或错语呻吟，此热邪伏于心包络也。

十四、瘄后自汗、盗汗，乃阴虚、阳虚也。

十五、瘄后心神不安，乃心血亏损所致。

十六、瘄后虚烦不寐，乃气血两虚。

十七、瘄后男女早犯色欲者，名为劳复，其症头重不能举、目中生花、腰背疼痛、四肢无力、憎[①]寒发热等，用麦冬汤救之，多有效验。若男茎缩入腹，女乳缩，脉离经者，多不可救。

十八、疫症发疮，必有证候可验，误以疮症治之，断不能救。

---

① 憎：底本作"增"，今据文意校勘。

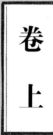

卷上

桐溪师愚氏余霖　辑著

参合六十年客气旁通图

司天在泉[①]，四间气[②]纪步[③]，各主六十日八十七刻半。客行天令，居于主气之上，故有温凉寒暑、朦暝、明晦、风雨霜雪、电雹雷霆不同之化。其春温、夏暑、秋凉、冬寒四时之正令，岂能全为运与气所夺？则当其时，自有微甚之变矣。布此六十年客气旁通，列于主位之下者，使知其气之所在也。

少阴	太阴	少阳	阳明	太阳	厥阴
子午	丑未	寅申	卯酉	辰戌	巳亥

太阳 (客)	厥阴 (客)	少阴 (客)	太阴 (客)	少阳 (客)	阳明 (客)
厥阴 (初之气)					
寒气切烈	大风发荣	热气伤人	风雨凝阴	瘟疫至	清风
霜雪冰雨	雨生毛虫	时气流行	不散		雾霜蒙昧

---

① 司天在泉：运气术语，司天与在泉的合称，司天象征在上，主上半年的气运情况；在泉象征在下，主下半年的气运情况。

② 四间气：间气，即上下左右之气；四气皆为间气，即四间气。

③ 纪步：即间气以步为纪，每岁六步，每步六十天零八十七刻半，合计三百六十五天零二十五刻为一周年。

少阴(二之气)	厥阴(客)	少阴(客)	太阴(客)	少阳(僧客逆)	阳明(客)	太阳(客)
	为风温雨	天下疵疫	时雨	大热早行	凉风不时	寒雨间热
	雨生毛虫	以正得位		疫疠乃行		

少阳(三之气)	少阴(客)	太阴(客)	少阳(客)	阳明(客)	太阳(客)	厥阴(客)
	大暑炎光	雷雨电雹	大暑炎光	凉风间发	寒气间至	热雨大作
		草萎河干			热争冰雹	雨生羽虫

太阴(四之气)	太阴(客)	少阳(客)	阳明(客)	太阳(客)	厥阴(客)	少阴(客)
	大雨霪注	炎热沸腾	清风雾露	寒雨害物	风雨催拉	山泽浮云
	雾雨雷电				雨生倮虫	豪雨溥湿

阳明(五之气)	少阳(客)	阳明(客)	太阳(客)	厥阴(客)	少阴(客)	太阴(客)
	温风乃至	大凉燥疾	早寒	凉风大作	秋气温热	时雨沉阴
	万物乃荣			雨生介虫	热病时行	

太阳(终之气)	阳明(客)	太阳(客)	厥阴(客)	少阴(客)	太阴(客)	少阳(客)
	燥寒劲切	大寒凝冽	寒风飘扬	蛰虫出见	凝阴寒雪	冬温蛰虫
			雨生鳞虫	流水不冰	地气温	流水不冰

运气便览

运气者，所以参天地阴阳之理，明五行衰旺之机，考气候之寒温，察民病之虚实，推加临补泻之法，施寒热温凉之剂。故人云：治时病不知运气，如涉海问津①。诚哉言也！今遵前贤图诀，撮其要领，使人一览而知其悉也。

按：运气之说，《内经》言之详也。夫人在气交之中，与天地相为流通，苟不立其年以明其气，临病施治之际，乌乎以用补泻之药哉？但运气不可不知也。常有验有不验者，何则？阴阳之消长，寒暑之更易，或失其常，在知者通其活变，岂可胶柱鼓瑟②、按图索骥也耶？而时气流行，有病者有不病者，盖邪之所凑，其气必虚，故虚者感之，而实者其邪难入也。又有一家传染者，盖家有病人，有忧患而饮食必少，饮食少而气馁矣，时与病人相近，感其病气，而从鼻口入也。

予揣气候之理，而学者难明也。今将五运配十干③之年、六气为司天之岁、南政北政、药之主宰、六十甲子之

25

---

① 涉海问津：渡过大海询问渡口，比喻无法探求途径或尝试。
② 胶柱鼓瑟：鼓瑟时胶住瑟上的弦柱，就不能调节音的高低，比喻固执拘泥，不知变通。
③ 十干：底本原将"干"写作"千"，今据文意校勘。

年，逐一注明，令学者一览而贯通矣。

五运

甲己[1]土运，乙庚金运，丁壬木运，丙辛水运，戊癸火运。

六气

子午少阴君火，丑未太阴湿土，寅申少阳相火，卯酉阳明燥金，辰戌太阳寒水，巳亥厥阴风木。

甲己[2]土运为南政，土居中央，君尊南面而行；余四运以臣事之，北面而受令也，所以有别焉。

寸尺不应

南政之岁，三阴司天寸[3]不应，三阴在泉尺[4]不应。

北政之岁，三阴司天尺不应，三阴在泉寸[5]不应。

药之主宰

甲己岁甘草为君，乙庚岁黄芩为君，丁壬岁栀子为

---

① 己：底本作"巳"，今据文意校勘，下同。

② 己：底本作"乙"，今据文意校勘。

③ 寸：即寸口。

④ 尺：即尺脉。

⑤ 寸：底本作"尺"，今据校本校勘。

君，丙辛岁黄柏为君，戊癸岁黄连为君。一年为君，余四味为臣。

子午岁

甲子土运，南政，寸不应，甘草为君。

庚午金运，北政，尺不应，黄芩为君。

丙子水运，北政，尺不应，黄柏为君。

壬午木运，北政，尺不应，栀子为君。

戊子火运，北政，尺不应，黄连为君。

甲午土运，南政，寸不应，甘草为君。

庚子金运，北政，尺不应，黄芩为君。

丙午水运，北政，尺不应，黄柏为君。

壬子木运，北政，尺不应，栀子为君。

戊午火运，北政，尺不应，黄连为君。

南政，两寸不应；北政，两尺不应。

凡尺泽绝，死，不治。尺泽在肘内廉，支文之中动脉，应乎肺之气也。火燥于金，承天之命，金气内绝，故必危亡。

少阴君火司天，阳明燥金在泉。

司天者，天之气候也；在泉者，地之气候也。君火者，手少阴君火也。心者，君主之官，神明出焉。君火乃主宰阳气之本，余象生土，乃发生万物之源。

初之气：太角厥阴风木用事，子上父下，益辛泻苦，补肺泻心也。

自年前十二月大寒节气，至二月惊蛰方止。

天时：寒风切烈，霜雪水冰，蛰虫伏藏。

民病：关节禁固，腰脚疼，中外疮疡。

二之气：太徵少阴君火用事，火盛金衰，补肺泻火。

自二月春分起，至四月立夏终止。

天时：风雨时寒，雨生羽虫。

民病：淋气郁于上而热，令人目赤。

三之气：少徵少阳相火用事，君相二火，泻苦益辛。

自四月小满节起，至六月小暑终止。

天时：大火行，热气生，羽虫不鸣，燕、百舌[①]、杜宇[②]之类。

民病：厥热心疼，寒咳喘，目赤。

四之气：太宫太阴湿土用事，子母相顺，泻肺补肾。

自六月大暑起，至八月白露终止。

天时：大雨时行，寒热互作。

---

① 百舌：即乌鹛、反舌，其羽毛呈灰黑色，有斑点，嘴尖色黑，喜食蚯蚓，立春后鸣叫不已。

② 杜宇：即杜鹃鸟。

民病：黄疸，衄血，咽干，呕吐，痰饮。

五之气：大^①商阳明燥金用事，心盛肺衰，火怕水覆。

自八月秋分起，十月立冬终止。

天时：温气乃至，初冬天气犹暖，万物尚英。

民病：寒热伏邪，于春为疟。

六之气：大羽太阳寒水用事，火衰心病，泻咸^②益苦。

自十月小雪起，至十二月小寒终止。

天时：暴寒劲切，火邪恣毒，寒气暴止。

民病：生肿咳喘，甚则血溢，下连小腹而作寒中。

丑未岁

乙丑金运，北政，尺不应，黄芩为君。

辛未水运，北政，尺不应，黄柏为君。

丁丑木运，北政，尺不应，栀子为君。

癸未火运，北政，尺不应，黄连为君。

己^③丑土运，南政，寸不应，甘草为君。

乙未金运，北政，尺不应，黄芩为君。

辛丑水运，北政，尺不应，黄柏为君。

---

① 大：古同"太"。

② 咸：底本作"减"，今据校本校勘。

③ 己：底本作"已"，今据文意校勘，下同。

丁未木运，北政，尺不应，栀子为君。

癸丑火运，北政，尺不应，黄连为君。

己①未土运，南政，寸不应，甘草为君。

南政，左寸不应；北政，右尺不应。

太阴湿土司天，太阳寒水在泉。

太溪绝，死，不治。太溪脉在足内踝，后跟骨上动脉，应乎肾之气也。土邪胜水，肾气内绝也。岁气温化之候。太阴湿土者，足太阴脾经也。脾属中央，戊己土每季寄旺一十八日，分为七十二日，以应一岁六六三百六十日之成数也。

初之气：厥阴风木用事，主旺客衰，泻酸补脾。

自年前十二月大寒节起，至二月惊蛰终止。

天时：大风发荣，雨生毛虫。

民病：血溢，经络拘强，关节不利，身重筋痛。

二之气：少阴君火用事，以下生上，泻甘补咸。

自二月春分节气起，至四月立夏终止。

天时：大火至，疫疠，湿蒸相搏，暴雨时降。

民病：瘟疫盛行，远近咸若。

三之气：少阳相火用事，土旺克水，补肾泻脾。

自四月小满节起，至六月小暑终止。

天时：雷雨电雹，地气腾，湿气降。

民病：身重跗肿，胸腹满，感冒湿气。

四之气：太阴湿土用事，甘旺咸衰，补肾益膀胱。

自六月大暑节起，至八月白露终止。

天时：炎热沸腾，地气升，湿化不流。

民病：腠理热，血暴溢，寒疟，心腹胀，浮肿。

五之气：阳明燥金用事，土能生金，益肝泻肺。

自八月秋分节起，至十月立冬终止。

天时：大凉，雾露降。

民病：皮肤寒热甚行。

六之气：太阳寒水用事，以上克下，泻脾补肾。

自十月小雪节起，至十一月小寒终止。

天时：大寒凝冽。

民病：关节禁固，腰脚拘疼。

寅申岁

丙寅水运，北政，右寸不应，黄柏为君。

壬申木运，北政，右寸不应，栀子为君。

戊寅火运，北政，右寸不应，黄连为君。

甲申土运，南政，右尺不应，甘草为君。

庚寅金运，北政，右寸不应，黄芩为君。

丙申水运，北政，右寸不应，黄柏为君。

壬寅木运，北政，右寸不应，栀子为君。

戊申火运，北政，右寸不应，黄连为君。

甲寅土运，南政，右尺不应，甘草为君。

庚申金运，北政，右寸不应，黄芩为君。

少阳相火司天，厥阴风木在泉。

天府绝，不治。天府在肘后，披侧上披下同身寸之三寸动脉，肺之气也，火胜金故绝。岁气火代之候。少阳相火者，三焦浮流之火，火邪炎上，上克肺金，金受克，肾水失母，则上盛下虚，虚阳上攻，便生诸疾，至伤元阳。

初之气：自年前十二月大寒节起，至二月惊蛰终止。

天时：热风伤人，时气流行。

民病：寒热交作，咳逆头痛，血气不调，心腹不快。

二①之气：少阴君火用事，肺衰心盛，制苦益辛。

自二月春分节起，至四月立夏终止。

天时：暴风疾雨，温湿相蒸。

民病：上热咳逆，胸膈不利，头痛寒热。

三之气：少阳相火用事，夏旺火炽，补肺益大肠。

自四月小满节起，至六月小暑终止。

天时：炎暑亢旱，草萎河输。

---

① 二：底本作"一"，今据文意校勘。

民病：烦热，目赤，喉闭[①]，失血，热渴，风邪，人多暴死。

四之气：太[②]阴湿土用事，火旺生土，泻甘补咸。

自六月大暑节起，至八月白露终止。

天时：风雨时降，炎暑未去。

民病：疟痢交作，寒热头痛。

五之气：阳明燥金用事，肺金受邪，泻苦补辛。

自八月秋分节起，至十月立冬终止。

天时：寒热风雨，草木黄落。

民病：寒邪风热，君子固密。

六之气：太阳寒水用事，心火受克，泻咸补苦。

自十月小雪节起，至十二月小寒终止。

天时：寒温无时，地气正寒，霜露乃降。

民病：感冒寒邪，关节不利，心腹痛。

卯酉岁

丁卯木运，北政，两寸不应，栀子为君。

癸酉火运，北政，两寸不应，黄连为君。

己卯土运，南政，两尺不应，甘草为君。

---

① 闭：底本作"闲"，今据文意校勘。

② 太：底本作"大"，今据文意校勘。

乙酉金运，北政，两寸不应，黄芩为君。

辛卯水运，北政，两寸不应，黄柏为君。

丁酉木运，北政，两寸不应，栀子为君。

癸卯火运，北政，两寸不应，黄连为君。

己酉土运，南政，两尺不应，甘草为君。

乙卯金运，北政，两寸不应，黄芩为君。

辛酉水运，北政，两寸不应，黄柏为君。

阳明燥金司天，少阴君火在泉。

太冲绝，死，不治。太冲脉在足大指本节后二寸动脉，乃肝之气也。金胜木，故肝绝也。岁气燥化之候，阳明燥金用事，肺与大肠之气象，庚辛金也。

初之气：厥阴风木用事，金木相克，补酸泻辛。

自年前十二月大寒节起，至次年二月惊蛰终止。

天时：阴始凝，风始肃，水乃冰，寒雨多，花开迟。

民病：寒热浮肿，失血呕吐，小便赤淋。

二之气：少阴君火用事，火盛金衰，泻苦益辛。

自二月春分节起，至四月立夏终止。

天时：臣居君位，大热早行。

民病：疫疠流行，人多卒暴。

三之气：少阳相火用事，主盛客衰，泻心补肺。

自四月小满节起，至六月小暑终止。

天时：燥热交合，风雨暴至。

民病：寒热头痛，心烦作渴。

四之气： 太阴湿土用事，以下生上，泻辛益酸。

自六月大暑节起，至八月白露终止。

天时：早秋寒雨，有伤禾稼。

民病：卒暴寒热，风邪伤人，心痛浮肿，疮疡失血。

五之气： 阳明燥金用事，金盛木衰，泻肺补肝。

自八月秋分节起，至十月立冬终止。

天时：冬行春令，草木青，风雨生虫。

民病：寒热作痢，气血不和。

六之气： 太阳寒水用事，客来助主，益苦泻咸。

自十月小雪节起，至十二月小寒终止。

天时：气候反温，蛰虫出现，反行春令。

民病：疫疠温毒，寒热伏邪。

辰戌岁

戊辰火运（对化①），北政，左寸②不应，黄连为君。

甲戌土运，南政，左尺不应，甘草为君。

---

① 对化：为运气术语，与"正化"共同说明十二地支化生六气
的道理。

② 寸：底本此处缺字，今据文意增补。

庚辰金运，北政，左寸不应，黄芩为君。

丙戌水运，北政，左寸不应，黄柏为君。

壬辰木运，北政，左寸不应，栀子为君。

戊戌火运，北政，左寸不应，黄连为君。

甲辰土运，南政，左尺不应，甘草为君。

庚戌金运，北政，左寸不应，黄芩为君。

丙辰水运，北政，左寸不应，黄柏为君。

壬戌木运，北政，左寸不应，栀子为君。

太阳寒水司天，太阴湿土在泉。

神门绝，死，不治。神门在手之掌后，锐骨之端动脉，心脉也。水胜火，故绝也。岁气寒化之候。太阳寒水者，足膀胱经也，与足少阴肾经①合为表里，属北方壬癸水。

初之气：厥阴风木用事，脾胃受邪，泻咸助辛。

自年前十二月大寒节起，至次年二月惊蛰终止。

天时：气早暖，草果荣，温风至。

民病：瘟疫，寒热，头痛，呕吐，疮疡，老幼病疹，口疮牙疳吉七凶三，黄连解毒汤。

二之气②：自二月春分节起，至四月立夏终止。

---

① 足少阴肾经：底本作"足太阴肾经"，今据文意校勘。

② 二之气：底本此处后缺六气用事具体内容。

天时：春寒多雨，温无时。

民病：气郁中满，浮肿，寒热。

三之气：少阳①相火用事，以上克下，泻咸助苦。

自四月小满节起，至六月小暑终止。

天时：暑热作凉，疾风暴雨。

民病：寒热吐痢，心烦闷乱，痈疽疮疡。

四之气：太阴湿土用事，木旺土衰，泻肝补脾。

自六月大暑节起，至八月白露终止。

天时：风湿交争，雨生羽虫，暴风疾雨。

民病：大热短气，赤白痢泻。

五之气：阳明燥金用事，金生水旺，制咸益苦。

自八月秋分节起，至十月立冬终止。

天时：湿热而行，客行主令。

民病：气虚客热，血热妄行，肺气壅盛。

六之气：太阳寒水用事，水盛火衰，泻咸助苦。

自十月小雪节起，至十二月小寒终止。

天时：凝寒雨雪，地气正湿。

民病：病人凄惨，孕妇多灾。脾受湿，肺旺肝衰。

---

① 少阳：底本作"少阴"，今据文意校勘。

巳亥岁

己巳土运，南政，左寸不应，甘草为君。

乙亥金运，北政，左尺不应，黄芩为君。

辛巳水运，北政，左尺不应，黄柏为君。

丁亥木运，北政，左尺不应，栀子为君。

癸巳火运，北政，左尺不应，黄连为君。

巳亥土运，南政，左寸不应，甘草为君。

乙巳金运，北政，左尺不应，黄芩为君。

辛亥水运，北政，左尺不应，黄柏为君。

丁巳木运，北政，左尺不应，栀子为君。

癸亥火运，北政，左尺不应，黄连为君。

厥阴风木司天，少阳相火在泉。

冲阳绝①，死②，不治。冲阳者，在足跗上动脉，胃之气也，药食不入胃，故绝也。岁气风化之候。厥阴风木者，足厥阴肝也。肝属木，东方甲乙木，春旺七十二日也。

初之气：厥阴风木用事，脾胃受邪，泻脾补肝。

自年前十二月大寒节起，至次年二月惊蛰终止。

---

① 绝：底本作"死"，今据文意校勘。

② 死：底本作"绝"，今据文意校勘。

天时：寒始肃，客行主令，杀气方至。

民病：寒居右胁，气滞，脾胃虚壅。

二之气：少阴君火用事，火旺金衰，泻心补肺。

自二月春分节起，至四月立夏终止。

天时：寒不去，霜雪，水谷气施，草焦，寒雨至。

民病：热中，气血不升降。

三之气：少阳相火用事，肺经受邪，泻苦益辛。

自四月小满节起，至六月小暑终止。

天时：风热大作，雨生羽虫。

民病：泪出，耳鸣掉眩。

四之气：太阴湿土用事，土木相形，泻酸益甘。

自六月大暑节起，至八月白露终止。

天时：热气返用，山泽濛云，暴雨溽湿。

民病：心梦邪，黄疸，面为浮肿。

五之气：阳①明燥金用事，以金形肝，泻肺益肝。

自八月秋分节起，至十月立冬终止。

天时：燥湿更胜，沉阴乃布，风雨乃行。

民病：寒气及体，肺受风，脾受湿，发为疟。

六之气：太阳寒水用事，主助客盛，泻酸补肝。

自十月小雪节起，至十二月小寒终止。

---

① 阳：底本作"汤"，今据文意校勘。

天时：畏火司食，阳乃火化，蛰虫出现，流水不冰，地气大发，草乃生。

民病：瘟疫，心肾相制。

运气便览终。

图诀附后

南政司天北在泉，厥阴右寸不虚言。太阴左寸攸来应，少阴两寸尽沉潜。

北政司天南在泉，厥阴左尺劫空间。太阴右尺不相应，少阴两尺尽皆藏。

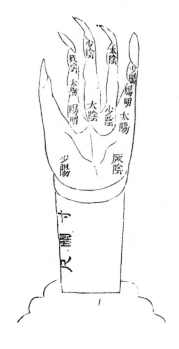

五天五运图诀

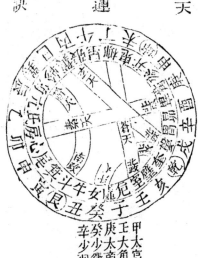

甲太宫土中宫，

壬大角木东方，

庚太商金西方，

癸少徵南方火，

辛少羽北方水。

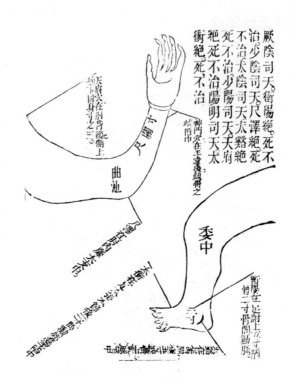

厥阴司天，冲阳绝，死，不治。

少阴司天，尺泽绝，死，不治。

太阴司天，太溪绝，死，不治。

少阳司天，天府绝，死，不治。

阳明司天，太冲绝，死，不治。

太阳司天，神门绝，死，不治①。

42

---

① 太阳司天，神门绝，死，不治：此句底本无，今据文意增补。

运气之变成疾

夫五运六气，乃天地阴阳运行升降之常也。五运流行，有太过不及之异；六气升降，则有逆从胜复之差。凡不合于德化政令者，则为变眚[①]，皆能病人，故谓之时气。一岁之中，病症相同者，五运六气所为之病也。（《纲目》）

论四时运气

《内经》曰：不知年之所加，气之盛衰，虚实之所起，不可以为工矣。王冰以为四时运气，尚未该[②]通，人病之由，安能精达？

夫运有五而气有六，六气化者，寒、暑、燥、湿、风、火也。然又有君火、相火之分焉。木之化曰风，主于春；君火之化曰热，主于春末夏初；相火之化曰暑，主于夏；金之化曰燥，主于秋；水之化曰寒，主于冬；土之化曰湿，主于长夏（即六月也）。

天之气，始于少阴，终于厥阴，此少阴标，厥阴终

---

① 变眚（shěng 省）：预示将发生灾祸的变异现象。

② 该：古同"赅"，完备。

也。地之气，始于厥阴木，而终于太阳水。故天之六气，反合于地之十二支，以五行正化、对化为其绪，则知少阴司子午，太阴司丑未，少阳司寅申，阳明司卯酉，太阳司辰戌，厥阴司巳亥，此天气始终之因也。地之气，反合于天之四时，则厥阴风木主春，少阴君火主春末夏初，少阳相火主夏，太阴湿土主长夏，阳明燥金主秋，太阳寒水主冬，此地气始终之因也。

夫四时寒暄①之序，加以六气司化之令，岁岁各异。凡春温、夏热、秋凉、冬寒，皆天地之正气。如春应温而反寒，夏应热而反凉，秋应凉而反热，冬应寒而反温，皆四时不正之气也。天有不正之气，人即有不正之疾。疫症之来，有其渐也，流行传染，病如一辙。苟不参通司天大运，主气小运，受病之由，按经络源流而施治，焉能应手取效？

予每遇此症，静心穷理，格②其所感之气，随症施治，无不效若影响③。然用药必须过峻，数倍前人。或有议其偏而讥其妄者，予亦不过因所阅历，聊以尽吾心耳。至于世之褒贬，悉听悠悠之口而已。

---

① 寒暄：冷暖。

② 格：量度；衡量。

③ 影响：影子和回声，多用以形容感应迅捷。

论疫与伤寒似同而异

伤寒初起，先发热而后恶寒；疫症初起，先恶寒而后发热，一两日后，但热而不恶寒。此寒热同，而先后异也。

有似太阳、阳明者，然太阳、阳明，头痛不至如破，而疫则头痛如劈，沉不能举。伤寒无汗，而疫则下身无汗，上身有汗，惟头汗更盛。头为诸阳之首，火性炎上，毒火盘踞于内，五液受其煎熬，热气上腾，如笼上熏蒸之露，故头汗独多。此又痛虽同而汗独异也。

有似少阳而呕者，有似太阴自利者。少阳而呕，胁必痛，耳必聋；疫症之呕，胁不痛，耳不聋，因内有伏毒，邪火干胃，毒气上冲，频频而作。太阴自利者，腹必满；疫症自利者，腹不满。大肠为传送之官，热注大肠，有下恶垢者，有旁流清水者，有日及数十度者。此又症异而病同也。种种分别是疫，奈何犹执伤寒治哉？

论伤寒无斑疹

仲景论冬至后为正伤寒，可见非冬至后，不过以类推其治耳。其言伤寒，重在"冬至后"三字。世人论仲景

书，究心七十二症，至于"冬至后"三字，全不体贴，是
以无论春夏秋冬，俱以伤寒治之。要之四时之气，寒特一
耳。以冬月因寒受病，故曰伤寒。至春而夏，由温而热，
亦曰伤寒，不知寒从何伤？

予每论热疫，不是伤寒，伤寒不发斑疹。有人问曰：
子言热疫不是伤寒，固已！至云伤寒不发斑疹，古人何以
谓伤寒？热未入胃，下之太早，热乘虚入胃，故发斑；热
已入胃，不即下之，热不得泄，亦发斑。斯何谓也？曰：
此古人立言之误也，即"热"之一字以证其非，热与寒相
反而不相并者。既云伤寒，何以有热入胃？又曰热已入
胃，何以谓之？伤寒，即用白虎、三黄、化斑解毒等汤，
俱从热治，未作寒医。何今人不悟古人之误，而因以自误
而误人也。

至论大者为斑，小者为疹，赤者胃热极，五死一生；
紫黑者胃烂，九死一生。予断生死，则又不在斑之大小、
紫黑，总以其形之松浮、紧束为凭耳。如斑一出，松活浮
于皮面，红如朱点纸，黑如墨涂肤，此毒之松活外现者，
虽紫黑成片可生；一出虽小如粟，紧束有根，如履底透
针，如矢贯的，此毒之有根锢结者，纵不紫黑，亦死。苟
能细心审量，神明于松浮紧束之间，决生死于临症之顷，
始信予言之不谬也。

疫疹穷源

上古无疫疹，亦无痘，有之自汉始，何也？盖因天地开辟于子丑，人生于寅，斯时人禀清轻无为之性，茹①毛饮血之味，内少七情六欲之戕，外无饮食厚味之嗜，浑然一小天地，是以无疫亦无疹。

及汉始有者，亦由天地大运主之。自汉迄今，天地大运，正行少阳，即如仲夏。一日十二时论之，自子而丑、而寅、而卯、而辰，虽在暑天，人犹清爽，待交巳、午，炎炎之势，如火炽热。由此推之，疫疹之有于汉后者，可悟运气之使然也。但未经岐黄断论。后人纷纷但仿伤寒，类推其治，即仲景所谓至春变温、夏变热、秋变湿，亦略而不察，且立言附和。有云瘟疫伤寒、瘟疹伤寒、斑疹伤寒，甚至热病伤寒，抑知既曰伤寒，何以有瘟、有斑、有疹、有热？认症既讹，故立言亦谬，是以肆行发表攻里，多至不救。

至河间②清热解毒之论出，有高人之见，异人之识，其

① 茹：底本作"茄"，今据文意校勘。
② 河间：即刘完素，字守真，金时河间（今河北河间）人，故称刘河间，为金元四大家之一，其在治法上，善于应用寒凉药物，故世人又称其学派为"寒凉派"。

47

旨既微，其意甚远。后人未广其说，而反以为偏。《冯氏锦囊》亦云：斑疹不可妄为发表。此所谓大中至正之论，惜未畅明其旨，后人何所适从？吴又可著《瘟疫论》，辨伤寒、瘟疫甚晰，如头痛、发热、恶寒，不可认为伤寒表症，强发其汗，徒伤表气；热不退，又不可下，徒损胃气，斯语已得其奥妙。奈何以瘟毒从鼻口而入，不传于胃而传于膜原，此论似有语病。至用达原、三消、诸承气，犹有附会表里之意。

惟熊恁昭热疫之验，首用败毒散，去其爪牙；继用桔梗汤，同为舟楫之剂，治胸膈。于六脉邪热，以手、足少阳俱下膈络胸中三之气，气同相火，游行一身之表，膈与六经，乃至高之分，此药浮载，亦至高之剂，施于无形之中，随高下而退胸膈及六经之热，确系妙法。

予今采用其法，减去硝、黄，以疫乃无形之毒，难以当其猛烈，重用石膏，直入戊己，先捣其窝巢之害，而十二经之患自易平矣，无不屡试屡验。故于平日所用方法治验，详述于下，以俟高明者正之。

---

① 著：底本作"注"，今据文意校勘。

疫疹案

疹出于胃，古人言热毒未入于胃而下之，热乘虚入胃，故发斑；热毒已入于胃，不即下之，热不得泄，亦发斑。此指误下、失下而言。

夫时行疫疹，未经表下，如热不一日而即发，有迟至四五日而仍不透者。其发愈迟，其毒愈重。一病即发，以其胃本不虚，偶染邪气，不能入胃，犹之墙垣高大，门户紧密，虽有小人，无从而入，此又可所谓"达于膜原者"也。至有迟至四五日而仍不透者，非胃虚受毒已深，即发表攻里过当。胃为十二经之海，上下十二经都朝宗于胃，胃能敷布于十二经，荣养百骸，毫发之间，靡所不贯。毒既入胃，势必亦敷布于十二经，戕害百骸。使不有以杀其炎炎之势，则百骸受其煎熬，不危何待？

瘟既曰毒，其为火也明矣。且五行各一其性，惟火有二：曰君，曰相。内阴外阳，主乎动者也。火之为病，其害甚大，土遇之而赤，金遇之而熔，木遇之而燃，水不胜火则涸，故《易》曰：燥万物者，莫熯①乎火。古人所谓"元气之贼"也。以是知火者，疹之根；疹者，火之苗也。如欲其苗之外透，非滋润其根，何能畅茂？一经

---

① 熯（hàn 汉）：干燥，热。

卷上

49

表散，燔灼火焰，如火得风，其焰不愈炽乎？焰愈炽，苗愈遏矣，疹之因表而死者，比比然也。其有表而不死者，乃麻疹、风疹、暑疹之类。有谓"疹可治而斑难医"，人或即以疫疹为斑耳。夫疹亦何不可治之有？但人不敢用此法耳。

论疫疹之脉不宜表下

疫疹之脉，未有不数者。有浮大而数者，有沉细而数者，有不浮不沉而数者，有按之若隐若现者，此《灵枢》所谓"阳毒伏匿之象"也。诊其脉，即知其病之吉凶。浮大而数者，其毒发扬，一经表热，病自霍然。沉细而数者，其毒已深，大剂清解，犹易扑灭。至于若隐若现或全伏者，其毒重矣，其症险矣。此脉得于初起者间有，得于七八日者颇多，何也？医者初认为寒，重用发表，先亏其阳；表则不散，继之以下，又亏其阴。

殊不知伤寒五六日不解，法在当下，尤必审其脉之有力者宜之。疫症者，四时不正之疠气。夫疠气，乃无形之毒，胃虚者感而受之，病形颇似大实，而脉象细数无力。若以无形之疠气，而当硝、黄之猛烈，邪毒焉有不乘虚而入耶？弱怯之人，不为阳脱，即为阴脱；气血稍能驾御^①者，必至脉转沉伏，变症蜂起，或四肢逆冷，或神昏谵语，或郁冒直视，或遗尿旁流，甚至舌卷囊缩，循衣摸床，种种恶症，颇类伤寒。

医者不悟，引邪入内，阳极似阴，而曰变成阴症，妄投参、桂，死如服毒，遍身青紫，鼻口流血。如未服热药者，即用大剂败毒饮，重加石膏，或可挽回。予因历救多人，故表而出之。

论疫疹因乎气运

乾隆戊子年，吾邑疫疹流行，一人得病，传染一家，轻者十生八九，重者十存一二，合境之内，大率如斯。初起之时，先恶寒而后发热，头痛如劈，腰如被杖，腹如搅肠，呕泄兼作，大小同病，万人一辙。有作三阳治者，有作两感治者，有作霍乱治者。迫至两日，恶候蜂起，种种危症，难以枚举。如此而死者，不可胜计。此天时之疠气，人竟无可避者也。

原夫致此之由，总不外乎气运。人身一小天地，天地有如是之疠气，人即有如是之疠疾。缘戊子岁，少阴君

51

---

① 驾御：亦作"驾驭"，驱使；控制。

火司天，大运主之；五六月间，又少阴君火；加以少阳相火，小运主之，二之气与三之气合行其令，人身中只有一水，焉能胜烈火之亢哉？医者不按运气，固执古方，百无一效。或有疑而商之者，彼即朗诵陈言，援以自证。要之执伤寒之法以治疫，焉有不死者乎？是人之死，不死于病，而死于药；不死于药，而竟死于执古方者之药也。

予因运气而悟疫症乃胃受外来之淫热，非石膏不足以取效耳。且医者，意也。石膏者，寒水也。以寒胜热，以水克火，每每投之，百发百中。五月间，予亦染疫，凡邀治者，不能亲身诊视，叩其症状，录受①其方，互相传送，活人甚众。癸丑京师多疫，即汪副宪、冯鸿胪亦以予方传送，服他药不效者，俱皆霍然。故笔之于书，名曰清瘟败毒饮，随症加减，详列于后，并付治验。

疫疹之症

52

头痛倾侧

头额目痛，颇似伤寒，然太阳、阳明头痛，不至于倾侧难举。而此则头痛如劈，两目昏晕，势若难支。总因

① 受：同"授"。

毒火达于两经，毒参阳位。用釜底抽薪之法，彻火下降，其痛立止，其疹自透。误用辛香表散，燔灼火焰，必转闷症。

骨节烦痛，腰如被杖

骨与腰，皆肾经所属。其痛若此，是淫热之气，已流于肾经。误用表寒，死不终朝矣。

遍体炎炎

热宜和不宜燥，至于遍体炎炎，较之昏沉肢冷者，而此则发扬，以其气血尚可胜毒，一经清解，而疹自透。妄肆发表，必至内伏。

静燥不常

有似乎静而忽躁，有似乎躁而忽静，谓之不常。较之癫狂，彼乃发扬，而此则遏郁，总为毒火内扰，以至坐卧不安。

火扰不寐

寤从阳，主于上；寐从阴，主于下。胃为六腑之海，毒火壅遏，阻隔上下，故不寐。

周身如冰

初病周身如冰，色如蒙垢，满口如霜，头痛如劈，饮热恶冷，六脉沉细。此阳极似阴，毒之隐伏者也。重清内热，使毒热外透。身忽大热，脉转洪数，烦躁[1]谵妄，大渴思冰，症虽枭恶，尤易为力。若遇庸手，妄投桂、附，药不终剂，死如服毒。

四肢逆冷

四肢属脾，至于逆冷，杂症见之，是脾经虚寒，元阳将脱之象。惟疫则不然，通身大热，而四肢独冷。此烈毒壅遏脾经，邪火莫透。重清脾热，手足自温。

筋抽脉惕

筋属肝，赖血以养。热毒流于肝经，疹毒不能寻窍而出，筋脉受其冲激，故抽惕若惊也。

大渴不已

杂症有精液枯涸，水不上升，咽干思饮，不及半杯；而此则思冰饮水，百杯不足，缘毒火熬煎于内，非冰水不足以救其燥，非石膏不足以制其焰。庸工忌戒生冷，病家奉为神术，即温水亦不敢与，以致唇焦而舌黑矣。

---

① 躁：底本作“燥”，今据文意校勘。

胃热不食

四时百病，胃气为本，至于不食，似难为也。而非所论于胃热者，乃邪火犯胃，热毒上冲，频频干呕者有之，旋食旋吐者有之。胃气一清，不必强之食，自无不食矣。

胸膈郁遏

胸乃上焦心肺之地，而邪不易犯。惟火上炎，易及于心，以火济火，移热于肺，金被火灼，其躁愈盛，气必长吁，胸必填满，而郁遏矣。

昏闷无声

心之气，出于肺而为声，窍因气闭，气因毒滞。心迷而神自不清，窍闭而声不出矣。

腹痛不已

胃属湿土，列处中焦，为水谷之海。五脏六腑、十二经脉，皆受气于此。邪不能干，弱者着而为病，偏寒偏热，水停食积，皆与真气相搏而痛。此言寻常受病之源也。

至于疫疹腹痛，或左或右，或痛引小肠，乃毒火冲突，发泄无门。若按寻常腹痛分经络而治之，必死。如初起，只用败毒散或凉膈散加黄连，其痛立止。

筋肉瞤动

在伤寒，过汗则为亡阳，而此则不然。盖汗者，心之液，血之所化也。血生于心，藏于肝，统于脾。血被煎熬，筋失其养，故筋肉为之瞤动。

冷气上升

病人自言胃出冷气，非真冷气也，乃上升之气，自肝而出，中挟相火，自下而上，其热尤盛。此火极水化，热极之征，阳亢阴微，故有冷气。

口秽喷人

口中臭气，令人难近。使非毒火侵炙于内，何以臭气喷人乃尔也。

满口如霜

舌苔分乎表里，至于如霜，乃寒极之象。在伤寒故当表寒，而疫症如霜，舌必厚大，此火极水化，误用温表，旋即变黑。《灵枢》曰：热症舌黑，肾色也。心开窍于舌，水火相刑必死。予已经过多人，竟无死者，可见古人亦有未到处，但无此法耳。

咽喉肿痛

喉以纳气通于天，咽以纳食通于地。咽喉者，水谷之道路，气之所以上下者。至于肿痛，是上下闭塞，畏用清凉，为害不浅。

嘴唇㿠^①肿

唇者脾之华，以饮食出入之门，呼吸相关之地，㿠肿不能自如，脾热可知。

脸上燎泡

燎泡宛如火烫，大小不一，有红有白，有紫黑相间，痛不可忍，破流清水，亦有流血水者，治同大头。（经验）

大头

头为诸阳之首，其大异常。此毒火寻阳上攻，故大头。

痄腮

腮者，肝肾所属。有先从左肿者，先从右肿者；有右及左、左及右者，不急清解，必成大头。

颈肿

颈属足太阳膀胱经，少阴肾经与膀胱为表里。热毒入

---

① 㿠：底本作"掀"，今据文意校勘。

于太阳，故颈肿。

耳后硬肿

耳后，肾经所属。毒发于此，其病愈恶，即宜清散。耳中出血者，不治。

哈舌弄舌

舌者，心之苗，心宁则舌静，心乱则舌动。心在卦为离，属火，下交于肾，得坎水相济，成其为火，故为君火。寂无所感，自然宁静，毒火冲突，燔炙少阴，以火遇火，二火相并，心不能宁，哈舌其能免乎?

红丝绕目

目者，肝、脾、肺、肾所属。红丝缠绕，此脾火传肺，肺传肾，肾传肝，治宜重清脾热，兼治三经，而红自退。误以眼科治之，为害不浅。

头汗如涌

头为一身之元首，最轻清而邪不易干。通身焦燥，独头汗涌出，此烈毒鼎沸于内，热气上腾，故汗出如涌。

咬牙

齿者，骨之余。有以咬牙为血虚，谓杂症则然耳。疫疹咬牙，是肝经热极。肝为血海，被火煎熬，牙失其养，故频频而作。

鼻衄涌泉

杂症鼻衄，迫于肺经浮游之火，而疫乃阳明郁热上冲于脑。鼻通于脑，热血上溢，故从鼻出如泉。

舌上珍珠

舌上白点如珠，乃水化之象，较之紫赤黄黑，古人谓之芒刺者更重。

舌如铁甲（此三十六舌未有者）

疫症初起，苔[1]如腻粉，此火极水化。医者误认为寒，妄投温表，其病反剧，其苔愈厚，加以重剂，以致精液愈耗，水不上升，二火煎熬，变白为黑，其坚如铁，其厚如甲，敲之戛戛有声，言语不清，非舌卷也。治之得法，其甲整脱。（经验）

舌疔（亦三十六舌未有）

发于舌上，或红或紫，大如马乳，小如樱桃，三五不等，流脓出血。重清心火，舌上成坑，愈后自平。（经验）

---

[1] 苔：底本作"胎"，今据文意校勘，下同。

舌长

热病愈后，舌出寸余，累日不收，名曰阳强。因犯房劳而得，长数寸者，不救。

舌衄

肝热太盛，血无所藏，上溢心苗而出。

齿衄

牙床属胃，齿统十二经。此阳明热传少阴，二经相并，故血出牙缝。

谵语

心主神，心静则神爽，心为烈火所燔，神自不清，谵语所由来矣。

呃逆

人之阴气，赖胃以养。胃火上冲，肝胆之火亦相随助之，肺金之气不能下降，由清道而上冲喉咙，故呃而有声。

呕吐

邪入于胃则吐，毒犹因吐而得发越，至于干呕则重矣。总因内有伏毒，清胃自不容缓。

似痢非痢

瘟毒移于大肠，里急后重，赤白相兼，或下恶垢，或下紫血。其人必恶寒发热，小水短缩。此热滞大肠，只宜清热利水，其痢自止。误用通利止涩之剂，不救。

热注大肠

毒火注于大肠，有下恶垢者，有利清水者，有倾肠直注者，有完谷不化者。此邪热不杀谷，非脾虚也，较之似痢者稍轻。考其症，身必大热，气必雄壮，小水必短，唇必焦紫，大渴喜冷，四肢时而厥逆，腹痛不已，此热注大肠。因其势而清利之，泄自止矣。

大便不通

大肠为传送之官，欲通则易，欲实则难。杂症见此，有补有下；而疫症闭结，因毒火煎熬，大肠枯燥不能润下，误用通利，速其死也。

大便下血

邪犯五脏，则三阴脉络不和，血自停滞，渗入大肠，故血从便出。

小便短缩如油

小便涩赤，亦属膀胱热极，况短而且缩，其色如油乎。盖因热毒下注，结于膀胱。

小便尿血

小便出血，小腹必胀而痛。至于血出不痛，乃心移热于小肠，故血从精窍中来也。

发狂

猖狂刚暴，骂詈不避亲疏，甚至登高而歌，弃衣而走，踰垣上屋，非寻常力所能及，语生平未有之事、未见之人，如有邪附者，此阳明邪热扰乱神明，病人亦不自知。多有看香、送祟、服符以驱邪者，可发一笑。

痰中带血

火极生痰，肺热之征。至于带血，热极之象也。

遗尿

疫症小便自遗，非肾虚不约，乃热毒流于膀胱。其人必昏沉谵语，遗不自知。

喘嗽

诸病喘满，皆属于热。《五脏生成篇》曰：上气喘嗽，厥在胸中，遏在手阳明、太阴。胸中者，太阴肺之分也，手阳明大肠为肺之表，二经之邪热逆于胸中，则为喘嗽也。

发黄

黄者，中央戊己之色，属太阴脾经。脾经挟热，不能下输膀胱，小水不利，经气郁滞，其传为疸，周身如金矣。

循衣摸床（撮空同）

在伤寒，列于不治；疫疹有此，肝经淫热也。肝属木，四肢属土，肝有邪热，淫于脾经，此木来克土，木动风摇，土自不安。

狐惑

狐惑之状，其人默默欲眠，起卧不安，目牵不闭。虫蚀其肛为狐，蚀于喉为惑。大抵病人内热食少，肠胃空虚，三虫求食不得，蚀人五脏。当验其上下唇，上唇有疮，虫蚀其喉；下唇有疮，虫蚀其肛[1]。

战汗

先寒后战，寒极而战，杂症则谓元阳将脱之象；而疫

---

[1] 肛：底本作"虹"，今据文意校勘。

则热毒盘踞于内，外则遍体炎炎。热极之症，是必投以寒凉，火被水克，其焰必伏。火伏于内，必生外寒，阴阳相搏则战，一战而经气输泄，大汗而解矣。

以上五十二症，疫症恶候，变态无常。以下二十症，有因失治于前者，有因不谨于后者。

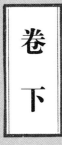

卷下

桐溪师愚氏余霖　辑著

瘥后二十症

四肢浮肿

瘥后四肢浮肿，因大病脾土受伤，脾虚不能制水，饮食骤进，气血滋荣，流于四肢，夜则如常，日则浮肿，脾健自愈。误用温补，反添蛇足。

大便结燥

瘥后饮食渐增，而大便或十日半月不下，亦不觉其苦。此因热病，肠胃干燥，血不能润，气不能送。误用通利，死不终朝矣。

皮肤痛痒

毒火最重之症，气血被其煎熬。瘥后饮食渐进[①]，气血滋生，串皮肤而灌百骸，或痛或痒，宛[②]如虫行，最是佳境。不过两三日，气血流通而自愈矣。

半身不遂

疫症失治于前，热流下部，滞于经络，以致腰膝疼痛，甚者起不能立，卧不能动。误作痿治，必成废人。

① 进：底本作“近”，今据文意校勘。
② 宛：底本作“婉”，今据文意校勘。

（经验）

食少不化

瘥后不欲饮食，纵食，亦不化，此乃脾胃虚弱，宜健脾养胃。

惊悸

瘥后血虚，肝失其养，胆无所恃，怯而惊悸。

怔忡

病后水衰火旺，心肾不交，故躁动不宁。

失音

瘥后有声不能言，此水亏不能上接于阳也。

郑声

郑声者，声战无力，语不接续，乃气虚也。

喜唾

瘥后喜唾，不能自止者，胃中有寒也，宜温之。热病愈后，吐津不止，虽属胃虚，犹有余热，不宜温之，只用梅枣丸嚼之，立愈。

多言

言者，心之声也。病中谵妄，乃胃热乘心。瘥后多言者，犹有余热也，譬如灭火，其火已息，尚有余烟。

遗精

精之主宰在心，精之藏制在肾。瘥后心肾气虚，不能管摄，故遗。

恐惧

瘥后触事易惊，梦寐不宁，乃有余热；热极生痰，痰与气搏，故恐惧。

昏睡

终日昏昏不醒，或错语呻吟，此因邪热未尽，伏于心包[①]络所致。

自汗盗汗

69

心之所藏，在内为血，在外为汗。汗者，心之液也。而肾主五液，故汗症未有不从心肾而得者。阳虚不能卫外而为固，则外伤而自汗；阴虚不能内营而退藏，则内伤而盗汗。

---

① 包：底本作"胞"，今据文意校勘。

心神不安

痉后心血亏损，心失其养，以致心神不安。

虚烦不寐

痉后气血两虚，神不守舍，故烦而不寐。

劳复

大病痉后，早犯女色而病者，为女劳复；女犯者，为男劳复。其症头重不能举，目中生花，腰背疼痛，四肢无力，憎寒发热，阴火上冲，头面烘热，心胸烦闷。《活人书》以猳①鼠屎汤主之；有热者，竹皮汤、烧裈②散主之，《千金》以赤衣散；虚弱者，以人参三白汤调赤衣散，最妙。脉沉细，逆冷，小腹急痛者，以当归四逆散加附子、吴萸，调赤衣散救之；更以吴萸一升，酒拌炒熨小腹，最妙。凡男卵缩入腹，女乳缩，脉离经者，死，不可救。予治劳复，用麦冬汤，每每取效。

食复

痉后余热未尽，肠胃虚弱，不能食而强食之，热有所藏，因其谷气留搏，两阳相合而病者，名曰食复。

---

① 猳（jiā 加）：雄性动物。
② 裈（kūn 坤）：古代有裆的裤子。

阴阳易

男子病后，元气未复，而妇人与之交接得病者，名曰阳易；女人病后，元气未复，而男子与之交接得病者，名曰阴易。其状男子则阴肿入腹，绞痛难忍；妇人则乳抽里急，腰胯痛引腹内；热攻胸膈，头重难抬，仰卧不安，动摇不得，最危之症。

瘟毒发疮

瘟毒发斑，毒之散者也；瘟毒发疮，毒之聚者也。初起之时，恶寒发热，红肿硬痛，此毒之发扬者；但寒不热，平扁不起，此毒之内伏者。或发于要地，发于无名，发于头面，发于四肢，种种形状，总是疮症，何以知其是疫？然诊其脉，验其症，而即知也。

疮症之脉，洪大而数，疫则沉细而数；疮症先热后寒，疫则先寒后热；疮症头或不痛，疫则头痛如劈，沉不能举，是其验也。稽其症，有目红面赤而青惨者，有忽汗忽燥者，有昏愦如迷者，有身热肢冷者，有腹痛不已者，有大吐干呕者，有大泄如注者，有谵语不止者，有妄闻妄见者，有大渴思冰者，有烦躁^①如狂者，有忽喊忽叫者，有若惊若惕者，神情多端，大都类是，误以疮症治之，断不能救。

娠妇疫疹

娠妇有病，安胎为先，所谓"有病以末治之"也。独至于疫，则又不然，何也？母之于胎，一气相连，母病即胎病，母安则胎安。

夫胎赖血以养，母病热疫之症，热即毒火也，毒火蕴于血中，是母之血亦为毒血矣。毒血尚可养胎乎？不急，有以治其血中之毒，而拘拘以安胎为事，母先危矣，胎能安乎？

人亦知"胎热则动，胎凉则安"，母病毒火最重之症，胎自热矣。极力清解凉血，使母病一解，而胎不必安，自无不安矣。至于产后，以及病中，适逢经来，当以类推。若以产后经期，药禁寒凉，则误人性命，只数日间耳。急则治其标者，此之谓也。

---

① 烦躁：底本作"燥躁"，今据文意校勘。

疫疹之形

松浮

松而且浮，洒于皮面，或红，或紫，或赤，或黑，此毒之外现者，即照本方治之。虽有恶症，百无一失。

紧束有根

疹出紧束有根，如从肉里钻出，其色青紫，宛如浮萍之背，多见于胸背，此胃热将烂之色，即宜大清胃热，兼凉其血，务使松活色退，方可挽回；稍存疑惧，即不能救。

疫疹之色

红活

血之体本红，血得其畅，则红而活，荣而润，敷布洋溢，是疹之佳境也。

淡红

淡红，有美有疵。色淡而润，此色之上者也；若淡而不荣，或有娇而艳、干而滞，血之最热者。

深红

深红者，较淡红而稍重，亦血热之象，一凉血即转淡红。

艳红

色艳如胭脂，此血热极之象，较深红而愈恶，必大用凉，血始转深红；再凉之，而淡红矣。

紫赤

紫赤，类鸡冠花而更艳，较艳红而火更盛，不急凉之，必至变黑。

红白砂

细碎宛①如粟米，红者谓之红砂，白者谓之白砂。疹后多有此症，乃余毒尽透，最美之境，愈后脱皮。若初病，未认是疫后，十日半月而出者，烦躁作渴，大热不退，毒发于颔者，死，不可救。

74

疫疹不治之症

疫疹初起，六脉细数沉伏，面颜青惨，昏愦如迷，

---

① 宛：底本作"婉"，今据文意校勘。

四肢逆冷，头汗如雨，其痛如劈，腹内扰肠，欲吐不吐，欲泄不泄，男则仰卧，女则覆卧，摇头鼓颔，百般不足，此为闷疫，毙不终朝矣。如欲挽回于万一，非大剂清瘟不可，医家即或敢用，病家决不敢服，与其束手待毙，不如含药而亡。虽然，难矣哉！

疫疹诸方

败毒散（《活人》） 治时行疫疠头痛，憎寒壮热，项强睛暗，鼻塞声重，咳嗽痰喘，眼赤口疮，热毒流注，脚肿腮肿，诸疮斑疹，喉痹吐泄。

羌活 独活 柴胡 前胡 川芎 枳壳 桔梗 茯苓 薄荷 甘草

疫症初起，服此先去其爪牙，使邪不盘踞经络，有斑即透，较升、葛、荆、防发表多多矣。如口干舌燥加黄芩，喉痛加豆根，倍加桔梗、甘草。古方引用生姜，姜乃暖胃之品，疫乃胃热之症，似不宜用，以葱易之。

此足太阳、少阳、阳明药也。羌活入太阳而理游风；独活入太阴而理伏邪，兼能除痛；柴胡散热升清，协川芎和血平肝，以治头痛目昏；前胡、枳壳降气行痰，协桔梗、茯苓以泄肺热，而除湿消肿；甘草和里而发表；更以薄荷为君，取其辛凉，气味俱薄，疏导经络，表散能除高巅邪热。古人名曰败毒，良有以也。

凉膈散（《局方》） 治心火上盛，中焦燥实，烦躁口渴，目赤头眩，口疮唇裂，吐血衄血，诸风瘛疭，胃热发斑发狂，惊急搐风。

连翘 生栀子 黄芩 薄荷 桔梗 甘草 生石膏 竹叶

此上、中二焦泻火药也。热淫于内，治以咸寒，佐以苦甘，故以连翘、黄芩、竹叶、薄荷升散于上，古方用大黄、芒硝推荡其中，使上升下行而膈自清矣。

予忆疫疹乃无形之毒，投以硝、黄之猛烈，必致内溃。予以石膏易去硝、黄，使热降清升而疹自透，亦上升下行之意也。

清瘟败毒饮（《一得》） 治一切火热，表里俱盛，狂躁烦心，口干咽痛，大热干呕，错语不眠，吐血衄血，热盛发斑。不论始终，以此为主，后附加减。

生石膏大剂六两至八两，中剂二两至四两，小剂八钱至一两二钱 小生地大剂六钱至一两，中剂三钱至五钱，小剂二钱至四钱 乌犀角大剂六钱至八钱，中剂三钱至四钱，小剂二钱至

四钱　**真川连**大剂六钱至四钱，中剂二钱至四钱，小剂一钱至
钱半　**生栀子　桔梗　黄芩　知母　赤芍　元参　连翘　竹叶
甘草　丹皮**

　　疫症初起，恶寒发热，头痛如劈，烦躁谵妄，身热
肢冷，舌刺唇焦，上呕下泄，六脉沉细而数，即用大剂；
沉而数者，用中剂；浮大而数者，用小剂。如斑一出，即
用大青叶，量加升麻四五分，引毒外透。此内化外解、浊
降清升之法，治一得一，治十得十。以视升提发表而愈剧
者，何不俯取刍荛①之一得也。

　　此十二经泄火之药也。斑疹虽出于胃，亦诸经之火有
以助之。重用石膏，直入胃经，使其敷布于十二经，退其
淫热；佐以黄连、犀角、黄芩，泄心肺火于上焦；丹皮、
栀子、赤芍，泄肝经之火；连翘、元参，解散浮游之火；
生地、知母，抑阳扶阴，泄其亢甚之火，而救欲绝之水；
桔梗、竹叶载药上行；使以甘草和胃也。此皆大寒解毒之
剂，故重用石膏，先平甚者，而诸经之火，自无不安矣。

　　疫疹之症：

　　头痛倾侧，本方加石膏、元参、甘菊花。

　　骨节烦痛，腰如被杖，本方加石膏、元参、黄柏。

　　遍体炎炎，本方加石膏、生地、川连、黄芩、丹皮。

────────

①　刍荛：浅陋的见解，多用作自谦之辞。

静躁不常，本方加石膏、川连、犀角、丹皮、黄芩。

火扰不寐，本方加石膏、犀角、琥珀、川连。

周身如冰，本方加石膏、川连、犀角、黄柏、丹皮。

四肢逆冷，本方加石膏。

筋抽脉惕，本方加石膏、丹皮、胆草。

大渴不已，本方加石膏、花粉。

胃热不食，本方加石膏、枳壳。

胸膈遏郁，本方加川连、枳壳、桔梗、瓜蒌霜。

昏闷无声，本方加石膏、川连、犀角、黄芩、羚羊角、桑皮。

筋肉瞤动，本方加生地、石膏、黄柏、元参。

冷气上升，本方加石膏、生地、丹皮、川连、犀角、胆草。

口秽喷人，本方加石膏、川连、犀角。

满口如霜，本方加石膏、川连、连翘、犀角、黄柏、生地。

咽喉肿痛，本方加石膏、桔梗、元参、牛子、射干、山豆根。

嘴唇燉肿，本方加石膏、川连、连翘、天花粉。

脸上燎泡，本方加石膏、生地、银花、板蓝根、紫花地丁、马勃、归尾、丹皮、元参。

大头天行，本方加石膏、归尾、板蓝根、马勃、紫花地丁、银花、元参、僵蚕、生大黄脉实者量加。

疟腮，本方加石膏、归尾、银花、元参、紫花地丁、丹皮、马勃、连翘、板蓝根。

颈颔肿痛，本方加石膏、桔梗、牛蒡子、夏枯草、紫花地丁、元参、连翘、银花、山豆根。

耳后痛硬，本方加石膏、连翘、生地、天花粉、紫花地丁、丹皮、银花、板蓝根、元参。

耳聋口苦，本方加生地、元参、柴胡、黄柏。

哈舌弄舌，本方加石膏、川连、犀角、黄柏、元参。

红丝绕目，本方加菊花、红花、蝉衣、谷精草、归尾。

头汗如涌，本方加石膏、元参。

咬牙，本方加石膏、生地、丹皮、龙胆草、栀子。

鼻血泉涌，本方加石膏、生地、黄连、羚羊角、桑皮生用、元参、棕灰、黄芩。

舌上珍珠，本方加石膏、川连、犀角、连翘、净银花、元参、花粉。

舌如铁甲，本方加石膏、犀角、川连、知母、天花粉、连翘、元参、黄柏。

舌疔，本方加石膏、川连、犀角、连翘、银花。

舌长以片脑为末，涂舌上，应手而缩；甚者，必须五钱而愈

舌衄，本方加石膏、丹皮、生地、川连、犀角、栀子、败棕灰。

齿衄，本方加石膏、黄柏、生地、丹皮、栀子、犀角、川连、元参、黄芩。

谵语，本方加石膏、川连、犀角、丹皮、栀子、黄柏、龙胆草。

呃逆，本方加石膏、柿蒂、银杏、竹茹、羚羊角、枇杷叶不止，用四磨饮一钱调服本方即止。四磨饮：沉香、槟榔、乌药、枳壳

呕吐，本方加石膏、川连、滑石、甘草、伏龙肝。

似痢非痢，本方加石膏、川连、滑石、猪苓、泽泻、木通。

热注大肠加同上。

大便不通蜜煎导法，本方加生军。

大便下血，本方加生地、槐花、棕炭、侧柏叶。

小便短缩如油，本方加滑石、泽泻、猪苓、木通、通草、萹蓄。

小便尿血，本方加生地、桃仁、滑石、茅根、川牛膝、琥珀、棕炭。

发狂，本方加石膏、犀角、川连、栀子、丹皮、川

黄柏。

痰中带血，本方加石膏、黄芩、棕炭、生桑皮、羚羊角、生地、瓜蒌霜。

遗尿，本方加石膏、川连、犀角、滑石。

喘嗽，本方加桑皮、黄芩、石膏、羚羊角。

发黄，本方加石膏、滑石、栀子、茵陈、猪苓、泽泻、木通。

循衣摸床，本方加石膏、川连、犀角、丹皮、栀子、胆草。

狐惑，本方加石膏、犀角、苦参、乌梅、槐子。

战汗战后汗出、脉静、身凉，不用药；尚有余热，即服本方小剂，一药而安。

瘟毒发疮，本方加石膏、生地、川连、紫花地丁、金银花；上加升麻；下加川牛膝；胸加枳壳、蒲公英；背加威灵仙；出头皂刺。

以上五十二症，按症加减；以下瘥后二十症，另载各症诸方于本症。

四肢浮肿　加味六君子汤

人参一钱　于术一钱　云苓二钱　木香三分　砂仁五分
甘草八分　薏仁五钱　泽泻一钱半　生姜一片　黑胶枣二枚

大便燥结　当归润燥汤_{气虚者加人参、黄芪}

大熟地_{五钱}　当归_{三钱}　麻仁_{二钱}　郁李仁_{三钱}　肉苁蓉_{一钱半}　杏仁_{一钱半}　白蜜_{一匙}

皮肤痛痒　八珍汤

人参_{一钱}　白术_{一钱}　茯苓_{一钱半}　甘草_{八分}　生地_{三钱}　当归_{二钱}　川芎_{一钱}　白芍_{一钱半}　生姜_{一片}　黑枣_{二枚}

半身不遂　小剂败毒饮

加：木瓜　牛膝　续断　草薢　黄柏　知母　威灵仙

食少不化　加味异功散

人参_{一钱}　白术_{一钱}　茯苓_{一钱}　陈皮_{一钱}　山楂_{二钱}　谷芽_{三钱}　甘草_{五分}　砂仁_{八分}　生姜_{一片}　黑枣_{三枚}

惊悸　茯神镇惊汤

人参_{一钱}　黄芪_{钱半，炙}　当归_{二钱}　茯神_{三钱}　远志_{钱半}　龙齿_{二钱，煅}　白芍_{一钱}　麦冬_{二钱}　琥珀_{一钱，研，冲服}　炙甘草_{八分}　龙眼_{三枚}　灯芯_{三十寸}

怔忡　琥珀养心汤

人参_{一钱}　当归_{二钱}　茯神_{三钱}　枣仁_{钱半，炒}　远志_{钱半，炙}　石菖蒲_{一钱}　琥珀_{一钱，研，冲服}　炙草_{八分}　麦冬_{二钱}　龙眼_{三枚}

失音　六味地黄汤

熟地五钱　山萸一钱　茯苓钱半　丹皮钱半　山药二钱
泽泻钱半

郑声　补中益气汤

人参一钱　黄芪钱半，炙　当归二钱　白术钱半　陈皮
一钱　升麻八分　柴胡一钱　甘草八分

喜唾　梅枣噙化丸

乌梅十枚　黑枣五个

去核，共捣如泥，加炼蜜为丸，弹子大，每用一丸，
放口噙化。

多言　加味参麦饮

人参五分　麦冬三钱　五味子八分　通草八分　石菖一钱
川连五分　甘草三分　白芍一钱　灯芯三尺

遗精　茯神汤

茯神五钱半　远志钱半，炒　枣仁二钱，炒　石菖一钱
白茯苓一钱　川连五分　人参一钱　生地三钱　当归钱半　甘
草五分　牡蛎二钱，煅　莲子七枚

恐惧　补胆防风汤

人参七分　防风一钱　细辛五分　川芎八分　甘草五分
茯神钱半　独活八分　前胡八分　黑枣三枚

昏睡　参麦黄连汤

人参五分　麦冬三钱　川连四分　生枣仁五钱　石菖一钱
甘草五分

自汗盗汗　加味归脾汤

人参一钱　黄芪钱半,炒　白术一钱,炒　茯神三钱　枣仁
二钱,炒[①]　远志钱半,炒　甘草五分　当归钱半　麻黄根二钱
牡蛎三钱　红枣三枚　浮麦三钱

心神不安　宁志丸

石菖一两　远志一两　当归三钱　茯神五钱　人参二钱
麦冬三钱

共为细末，炼蜜为丸（桐子大），朱砂为衣，每早用
米汤饮服三钱。

虚烦不寐　酸枣仁汤

枣仁五钱,炒　人参八分　甘草八分　茯神三钱　川芎八分
知母一钱　远志一钱,炒　龙眼三枚　灯草三十寸

劳复　加味当归四逆汤

柴胡八分　当归钱半　白芍一钱　枳实一钱　甘草五分
赤衣散，室女经布近阴处一片，烧灰，调服。

食复　香砂平胃散

苍术一钱半,炒　厚朴一钱,炒　陈皮一钱　木香五分

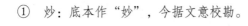
① 　炒：底本作"妙"，今据文意校勘。

砂仁八分　甘草五分　生姜一片

有食积，加山楂、麦芽、神曲、茯苓。

阴阳易　当归白术汤

白术一钱　当归一钱　桂枝一钱　附子一钱　甘草八分
白芍一钱　黄芪一钱，炙　人参钱半　生姜三钱

烧裈散

裈裆八分

近阴处，男用女裆，女用男裆，烧灰，温水和服。

青竹茹汤

竹茹半斤　瓜蒌根一两

水二升，煎一升服。

猳[①]鼠屎汤

韭白根一把　猳[②]鼠屎十四粒

水煎服。

韭根散

韭根　瓜蒌根　青竹茹　炮姜各五钱

共为粗末，分八分，用水盏半，煎五分，入鼠屎一钱和服，
治阴阳易危急之症。

千金方　治劳复或食复发热者。

---

① 猳：底本无，今据目录校勘。

② 猳：底本无，今据文意增补。

栀子仁_{一钱}　生石膏_{三钱}　鼠屎_{十四粒}　淡豉_{半合}

水煎服。

麦冬汤　治劳复气欲绝者，用之大效，能起死回生。

麦冬_{一两，去心}　甘草_{二两，蜜炙}　粳米_{半合}　苏竹叶_{十五片}　黑枣_{二枚，去核}

上为细末①，水二盏，煎米令熟，去米，约汤盏半，入药五钱，煎至一盏。温服，不能服者，绵浸滴口中。此方不用石膏，以三焦无火也，加人参更妙。

疫疹之形

松浮，本方加大青叶、元参。

紧束有根，本方加石膏、生地、犀角、元参、桃仁、紫草、川连、红花、连翘、归尾。

疫疹之色

红活，本方加大青叶、元参。

淡红，本方加大青叶、元参。

深红，本方加大青叶、元参、生地。

艳红，本方加大青叶、生地、石膏、丹皮、元参。

紫赤，本方加石膏、生地、元参、川连、犀角、丹皮、桃仁。

红白砂，本方小剂加生地、当归、蝉衣。

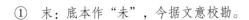

① 末：底本作"未"，今据文意校勘。

验案

紫黑相间治验

正阳门外蒋家胡同口内祥泰布铺祁某，晋人也，长郎[①]病疫，原诊谢以不治；又延一医，亦不治。及至邀予，已七日矣。诊其脉，六部全伏；察其形，目红面赤，满口如霜，头汗如雨，四肢如冰；稽其症，时昏时躁，谵妄无伦，呕泄兼作，小水癃闭，周身斑疹，紫黑相间。幸而松活，浮于皮面，毒虽盛而犹隐跃，此生机也。检视前方，亦用犀、连，大剂不过钱许，乃杯水之救耳。

予曰：令郎之症最险，不畏予药过峻，死中求活，不然，变在十四日。祁恳甚切，予用大剂，石膏八两、犀角六钱、黄连五钱；余佐以本方之味，加伏龙肝一两，滑石五钱，木通三钱，猪苓、泽泻各二钱；更加生地一两、紫草三钱、归尾三钱、大青叶二钱。以色紫黑也，连投二服。

至九日，脉起细数，手足回温，呕虽止而泄如旧，仍用本方去伏龙肝，又二服。至十一日，脉转洪数，头汗遂止，黑斑变紫，小水亦利，大便亦实，但妄谵如前，身

---

① 长郎：旧时尊称他人长子。

忽大热，烦躁更甚，大渴不已。以火外透也，仍用本方，去滑石、木通、猪苓、泽泻，加花粉、山豆根。以喉微痛也，更以冰水与服，以济其渴。

又二帖，色转深红，热势稍杀，谵妄间有，犹渴思冰。按本方减生地五钱，去归尾、紫草、豆根、花粉。又二服，诸症已退十分之三，药减四分之一，但饮水而不思食。祁疑而叩曰：病虽减，而十数日不食，尚能生乎？予曰：生矣，按法治之，二十一日方可全愈。

又二服，斑化多半，胃气渐开，热亦大减。照本方药减四分之二，去大青叶。又二服，斑点全消，饮食旋食旋饿，方能起坐。诊其脉，尚有六至，犹有余热，不即清之，其势复张，更难为力。犹用石膏二两四钱、犀角三钱、黄连二钱，余亦类减。

十九日，用石膏一两二钱、犀角二钱、黄连一钱，加乌梅三个，酸以收之也。予曰：前言二十一日，方能成功，今已十九日矣，令郎如此，可见前言之不谬也。祁某喜曰：若非立定主意，几为众口所误，初立此方，体全堂不肯卖①药，叩其所以，言误开分两，以八钱写八两、六分写六钱耳。予历指同乡服此得痊者颇多，虽卖，犹嘱以再三斟酌。

---

① 卖：底本作"买"，今据文意校勘。

二十日，犹用石膏八钱、犀角钱半、黄连八分，加洋参二钱、麦冬三钱、归身二钱、川芎一钱，以调气血。二十一日，用八珍汤，加麦冬、五味，立方需大纸一张。昨言初方药店不肯发药，今令郎已愈，录一治法于方前，计服石膏、黄连、犀角若干，使彼知予用药之奇，即药铺亦未之见也。

录曰：瘟毒发斑，疫症之最重者，然有必活之方，无如医家不敢用，病家不敢服，甚至铺家不敢卖，有此"三不敢"，疫疹之死于误者，不知凡几，可胜叹哉！令郎之症，蒙相信之深，邀予诊治。予用大剂连投十五帖，今已全安，计用石膏六斤有零，犀角七两有零，黄连六两有零。此前人之所未有，后人之所未见，故笔之于书，以征奇效。

紫黑呕逆治验

丙午夏四月，塞道掌侄孙兆某者，病疫已十一日，原诊辞以备后事。塞公另延一医，用理中汤。兆某妻舅工部员外伊公，素精医术，不肯与服，曰：若治此症，非余某不可。其家因有人进谗言予用药过峻，惧不敢请，伊公力争，恳予甚切。予因知遇之感，慨然同往。

诊其脉，沉细而数；验其症，周身斑点，紫黑相间，加以郁冒直视，谵语无伦，四肢如冰，呃逆不止，舌卷囊缩，手足动摇，似若循衣。此实危症，幸而两目红赤，嘴唇焦紫，验其是热。检视前方，不过重表轻凉，此杯水投火，愈增其焰，以致变症蜂起。

予用大剂，更如元参三钱、大青叶二钱，使其内化外解，调服四磨饮。本家惧不敢服，伊公身任其咎，亲身煎药。半日一夜，连投二服，呃逆顿止，手足遂温。次日，脉转洪数，身忽大热，以毒外透也。

予向伊公曰：按法治之，二十一日得痊。但此剂不过聊治其焰，未拔其根，药力稍懈，火热复起。一方服至五日，病势大减，药亦减半。服至八日，药减三分之二，去大青叶。服至十日，药减四分之三，以后诸症全退，饮食渐进。计服石膏五斤十四两、犀角四两六钱、黄连三两四钱。举家狂喜，始悔进谗者之误也。

昏愦呃逆治验

右营守府费公名存孝者，年近七旬，癸丑四月，病疫已八日矣。诊其脉，细数无至；观其形色，如蒙垢，头汗如蒸，昏愦如痴，谵语无伦，身不大热，四肢振摇且冷，斑疹隐于皮内，紫而且赤，幸不紧束。此疫毒内伏，症亦危矣。如斑不透，毒无所泄，终成闷症，毙在十四日。检视前方，不外荆、防、升、葛。不知毒火壅遏之症不清，内热不降，斑终不出，徒肆发表，愈增其势，燔灼火焰，斑愈遏矣。

予用大剂，石膏八两、犀角六钱、黄连五钱，加大青叶三钱、升麻五分，使毒火下降，领斑外透。此内化外解，浊降清升之法。次日，周身斑现，紫赤如锦，精神若明若昧，身亦大热，手足遂温，间有逆气上冲，仍照本方加生地一两、紫草三钱，调服四磨饮。其侄惧逆气上冲，予曰：无妨[1]，服此即止。

进门时，见又帖有堂号，因问曰：又延医乎？其侄曰：相好请来，但诊其脉，不服药耳。予曰：予治此症，前人未有，昨日敢服此方，令叔活矣。然见者必以为怪，君其志之。后医者至，果见予方，大叱其非，曰：一身斑疹，不按古法，用如许寒凉，水注斑疹，如何能透？急宜提表，似或可救，即用荆、防、升、葛，更加麻黄，连服二煎，及至半夜，呃逆连声，四肢逆冷，足凉过膝。举家惊惶，追悔莫及。守城而进，叩门求见。

问其所以，曰：变矣。问：服何方？曰：他方。予曰：既服他方，仍请他治之。其侄见予不往，权将四磨饮

---

① 妨：底本作"防"，今据文意校勘。

原方，连灌二煎，呃逆顿止，手足遂温。转恳予素契①者，登门叩恳。予怜其以官为家，又系异乡人，仍按本方大剂调治，二十一日全愈。计用石膏五斤四两、犀角五两二钱、黄连四两八钱。此癸丑四月间事也。

痰中带血治验

安徽富藩台堂夫人病疫，初起但寒不热，头晕眼花，腰体疼痛。医者误认虚寒，用六味加杜仲、续断、牛膝、木瓜。两服后，昏沉如迷，呼吸将绝，并不知其为病所苦。令叔五公，现任兵部郎中，邀予往看。

诊其脉，沉细而数；稽其症，面颜红赤，头汗如淋，身热肢冷，舌燥唇焦。予曰：非虚也，乃疫耳。五曰：种种形状是虚，何以言疫？予曰：若是虚症，面颜不至红赤，舌不焦，唇不燥，通身大汗，乃元阳将脱之象，岂独头汗如淋、身热肢冷哉？大剂决不敢服，暂用凉膈散清其内热，明日斑疹微露，症自明矣。

次日，斑点隐隐，含于皮内。五见骇然曰：几误矣。即投败毒中剂，加大青叶钱半、升麻五分。次日，周身斑见，紫赤松浮，身忽大热，肢亦不冷，烦燥大渴。即换大剂，石膏八两、犀角六钱、黄连五钱，加生地一两、紫草

---

① 素契：情意相投。

三钱、大青叶二钱。连投二服，斑转艳红，惟咳嗽不止，痰中带血粉红。此金被火灼，即按本方加羚羊角三钱、桑皮三钱、棕炭三钱、丹皮二钱。

又二服，嗽宁血止，色转深红，热亦大减。照本方，去紫草、羚羊、桑皮、棕炭；减生地五钱、石膏二两、犀角二钱；加木通钱半、滑石五钱，以小水不利也。又二服，诸症已减十分之六，犹用石膏二两四钱、犀角二钱、黄连钱半、生地四钱，去木通、滑石。又二服后，用犀角钱半、黄连八分、石膏八钱，加人参一钱、当归一钱、麦冬三钱、五味子五分。连服二帖，饮食倍增，精神渐旺矣。

目闭无声治验

世袭骑都尉常公，系户部郎中观公名岱者中表[1]弟也。癸丑五月，病疫。观公素精医术，调治半月，斑疹暗回，而诸症反剧，已备后事。乃弟因一息尚在，复邀予治。

诊其脉，若有若无；观其色，目闭无声，四肢逆冷，大便旁流清水。予谢以不治，阖[2]家拜恳，但求开方，死

---

① 中表：古代称父系血统的亲戚为"内"，称父系血统之外的亲戚为"外"（如外父即为岳父，外甥即为姊妹之子）；外为表，内为中，合而称之"中表"。

② 阖：底本作"闔"，今据文意校勘。

而无怨。予见嘴唇微肿，紫而且黑，知内有伏毒，非不可救。热乘于心肺，故昏闷无声；乘于肝，故目闭；乘于脾，故四肢逆冷；乘于大肠，故旁流清水。检视前方，亦是清热化斑等剂。观公素性谨慎，药虽不错，只治其焰，未拔其根，当此危急之秋，再一探视，死在三七。

予按本方，用犀角八钱、黄连六钱，加滑石一两，木通三钱，猪苓、泽泻各二钱，桑皮三钱，瓜蒌霜三钱，另用石膏一斤、竹叶一两，熬水煎药，连进三煎。次日，脉起细数，手足遂温，旁流亦减，小水亦通，目开而声出矣。仍用本方去滑石、木[①]通、猪苓、泽泻、桑皮、瓜蒌，又一服，以后逐日减用，七日而痊。观公登门道谢曰：舍表弟之症，一百死一百，一千死一千，君能生之，敢不心悦而诚服！

谵妄若有所见治验

工部员外彩公名柱者，令亲内务府高某，病疫九日，邀予。其脉浮大而数，身热如炉，目红面赤，赤斑成片，忽然大叫，若有所见；卒然惊惕，若有所惧，语生平未有之事、未见之人。举家惊恐，疑有邪附。

本地风俗最喜看香送祟，以至异端之术不绝于门。

---

① 木：底本作"本"，今据文意校勘。

予进屋内，香烟一室，满壁符签咒语。予曰：此邪予能去之，将此一概收去，只用大冰四块，安置四角。彩问何为？予曰：当此暑热，病此大热之症，加以香烛辉煌，内外夹攻，不狂何待？此邪热乘于肝胆，故发狂，外用多冰，收其熏蒸暑气；内服清凉解散之药，病除而狂自止，焉有邪附者乎？遂用大剂，七日而愈。

昏闷无声治验

理藩院侍郎奎公四令弟病疫，昏闷无声，身不大热，四肢如冰，六脉沉细而数。延一不谙者，已用回阳救急汤，中表兄富公力争其不可。

及予至，诊其脉，沉细而数；察其形，唇焦而裂。因向富公曰：此阳极似阴，非阴也。若是真阴，脉必沉迟，唇必淡而白，焉有脉数、唇焦认为阴症哉？此热毒伏于脾经，故四肢厥逆；乘于心肺，故昏闷无声，况一身斑疹紫赤，非大剂不能挽回。

遂用石膏八两、犀角六钱、黄连五钱，余佐以大青叶、羚羊角，连服二帖。至夜半，身大热，手足温。次日，脉转洪大。又一服，热减而神清矣。以后因症逐日减用，八日而愈。举家狂喜，以为异传。

鼻血泉涌治验

癸丑冬月，国子监司业五公名格者二令媳病疫，恶寒发热，头痛呕吐。请一医者，用表散药，加藿香、半夏、苍术，其症反极。又延一人，用清凉之剂稍安。次日，加石膏三钱、犀角八分、黄连五分，脉转沉伏，四肢逆冷，昏迷若昧，医者认作转阴，谢以不治。五公满腹①愁怀，徘徊庭院。夫人曰：数年前活我者谁乎？五公恍然大悟曰：非此人断乎不可。邀予述其所以。

予诊其脉，验其症色，曰：此易事耳。五曰：明系热症，投凉药反剧，更有何术？予曰：治病犹用兵也，小固不可以敌大，弱固不可以敌强，病大药小，反增其势，予按法治之，管教十四日而愈。

未几，二令郎亦病，诊其脉，观其色，曰：令郎之症，受毒已深，较令媳更重。即按法治之，七八日种种变症，难以枚举，好在二十一日两服后周身斑点紫赤相间，有紧有束，有松有浮。五公骇然曰：君言较前更重，何其验也。即用大剂，石膏八两、犀角六钱、黄连五钱，更加生地一两、紫草三钱、归尾二钱、大青叶三钱。一服三煎，更以四煎熬水，次日煎药。一方服至六帖，紧者松，

---

① 腹：底本作"服"，今据文意校勘。

束者浮，但鼻血泉涌，谵妄无伦。

五惧去血过多。予曰：此热血妄行，毒犹因此而得发越，止之甚易。即照本方加棕炭三钱、桑皮三钱、羚羊角三钱，两服血止。去桑皮、棕炭、羚羊，又二服，胃气渐开，色转淡红，渐有退者。用石膏四两、犀角四钱、黄连三钱，去紫草、归尾，减生地五钱、大青叶钱半，又二服，斑全消。用生地三钱、犀角三钱、黄连二钱、石膏二两八钱，又二服，饮食大进，自颈至胸，复泛红砂，此余毒尽透也。用生地三钱、犀角二钱、黄连钱半、石膏一两六钱，又二帖，精神渐长。仍用生地三钱、犀角钱半、黄连八分、洋参一钱、麦冬三钱、归身钱半、石膏八钱、酸梅二个，又三服而安。

五公喜而言曰：小儿之生，先生再造矣。予曰：前治令媳，乃救令郎耳。此症若初服生姜、半夏、苍术、藿香，断不能救。斑乃胃热之症，诸药大能燥胃，火上添油，尚望生乎？嗣后一家连治七人，俱是大险，在我治之无难，五亦服之若素。

嘴唇焮肿治验

四川闻藩台二令媛，癸丑冬月一病即斑，其色深红而松浮，症原不重，但脉细数有力，此内有伏热。即用中剂，加大青叶，连投五服，斑退而神安。再二服，可以无事。因年轻畏药，不肯多服，又不忌饮食，越七日，身忽大热大渴，嘴唇焮肿，牙缝流血，口秽喷人。

予用大剂，加生地一两。次日，热渴稍杀，而颈亦红肿，即于本方加牛子、夏枯草、银花各三钱，连投三服，颈虽消，右腮又肿。又于本方去牛子、夏枯草，加板蓝根、马勃，又三服而腮肿全消，唇亦稍散，周身泛砂，红白相间。又于本方去板蓝根、马勃，加大青叶，又三服，嘴唇全消，通身脱皮成片。彼按本方调理十余日方痊。此症计用石膏八斤有零、犀角八两、黄连七两。闻公任部曹时与予契交，夫人信任无疑，是以得痊。

舌甲治验

正红旗护军活隆武者，乃太仆寺员外郎华公胞侄也，系予世好。丙午夏，出疹本轻，尊人畏予用药过峻，惧不敢邀，及至舌卷囊缩，方邀予治。

诊其脉，细数有力；观其色，气壮神昂，非死候也；及验其舌，其黑如煤，其坚如铁，敲之戛戛有声。因问曰：前医何以不药？尊人曰：彼云满舌皆黑，前人列于不治。予曰：水来克火，焉有苔厚如甲哉？按此起病之初，舌苔必白而厚，此火极水化之象，误以为挟寒，妄肆温表，燔灼火焰，以致热毒阻于中焦，离不能下降，坎不能上升，热气熏蒸，由白而黄，由黄而黑矣。治宜重清胃热，兼凉心肾，非大苦大寒，不能挽回。即用大剂，重用犀、连，更加生地、知、柏，抑阳扶阴。连投四服，其苔整脱，亦如舌大，后用三小剂而痊。

半身不遂治验

癸丑四月，国子监冯公名海粟者，适至舍间，叙及陈令亲疫后又痢。予曰：若以痢治之，防变别症。及至七月，冯公复至，言陈舍亲病痿两月，百药无效，相邀起之。

及至，诊其脉，沉紧弦数；观其色，若无病然，但偃仰①在床，不能反厕②，自腰以下，痛如火燎。检视前方，总不外滋阴补气，杜仲、续断、牛膝、虎胫等类。予曰：以此症而施此药，谁曰不然？但以脉合症，以症合形，乃热毒流于下注，非痿也。

遂用小剂败毒饮加知、柏、木瓜、草薢、川膝、威灵仙、木通。两服痛减，而足能运动；六服，扶起能立；未至十服，能挪步矣。后用汤药，每送扶桑丸，一月而痊。

---

① 偃仰：俯仰。
② 厕：通"侧"。

主要参考文献

[1] 余霖.疫疹一得（影印本）[M].北京：人民卫生出版社，1956.

[2] 余霖.疫疹一得[M].沈凤歌，校注.南京：江苏科学技术出版社，1985.

[3] 何时希.中国历代医家传录[M].北京：人民卫生出版社，1991.

[4] 宋乃光.刘完素医学全书[M].北京：中国中医药出版社，2019.

[5] 李云.中医人名大辞典[M].北京：中国中医药出版社，2016.

[6] 黄帝内经[M].姚春鹏，译注.北京：中华书局，2014.

[7] 吴又可.瘟疫论[M].2版.北京：中国医药科技出版社，2019.

[8] 冯兆张.冯氏锦囊秘录[M].北京：人民卫生出版社，2002.

[9] 朱肱.活人书[M].北京：中国中医药出版社，2017.

[10] 傅建忠.余霖生平及其《疫疹一得》考[J].安徽中医药大学学报，2014，33（4）：13-15.

[11] 张田生.乾隆朝京师、桐城的暑热疫与温疫知识的重构[J].
　　青海民族研究，2020，31（3）：14-23.

校注者简介

卜俊成，男，河南鄢陵人，主任记者，中国诗歌学会会员、河南省作家协会会员、河南诗词学会会员、河南省青年新闻工作者协会副秘书长，毕业于河南中医药大学，致力于中医医史文献和中医药文化的研究与传播，著及合著出版有《中原杏林咏》《〈援生四书〉校注》《〈白云阁本伤寒杂病论〉校注》《〈妇科辨解备要〉校注》《〈经方实验录（全本）〉校注》《〈经方例释〉校注》《〈传信尤易方〉校注》《〈医学指南〉校注》《〈女科切要〉校注》《〈儿科醒〉校注》《〈妇科秘方〉校注》《〈韩氏医通〉校注》等13部；另担任《地方志医药文献辑校·河南医著诗赋碑记疫病卷》、"中医药非物质文化遗产抢救出版丛书"等多部中医医史文献及中医药文化著作副主编；已在国家级核心期刊等发表学术论文20篇。

李宁，女，河南周口人，副主任医师，毕业于河南中医药大学，硕士研究生学历，现就职于河南省中医药研究院附属医院康复医学科，为河南省中医药传承与创新人才工程（仲景人才工程）青苗人才；兼任中华中医药学会委员、河南省软组织病研究会常务理事等；师从第二届国医大师石学敏、第二批全国老中医药专家学术经验继承指导老师陈阳春；主持、参与省部级科研课题多项，获得省部级科技成果奖一等奖3项；在国家级核心期刊等发表学术论文23篇；合著出版有《〈援生四书〉校注》《〈经方实验录（全本）〉校注》《〈传信尤易方〉校注》《〈韩氏医通〉校注》等，另担任《李德俭中医临证精要》等6部医学专著的副主编。